PRETTY NATURAL

PRETTY NATURAL

Naturkosmetik einfach
selbst machen

KARIN BERNDL
& NICI HOFER

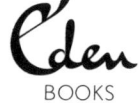

BOOKS

Für Miriam, Sieglinde, Regina, Herbert, Helena & Don

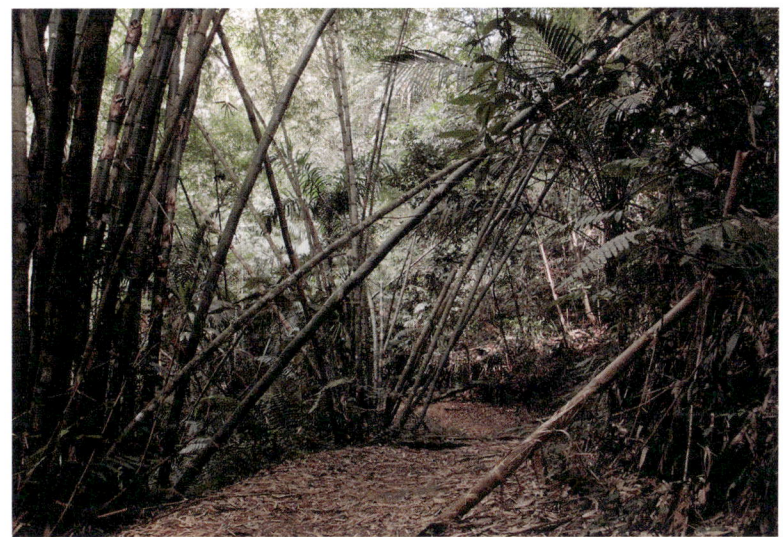

Regenwald, Tobago 2013

INHALT

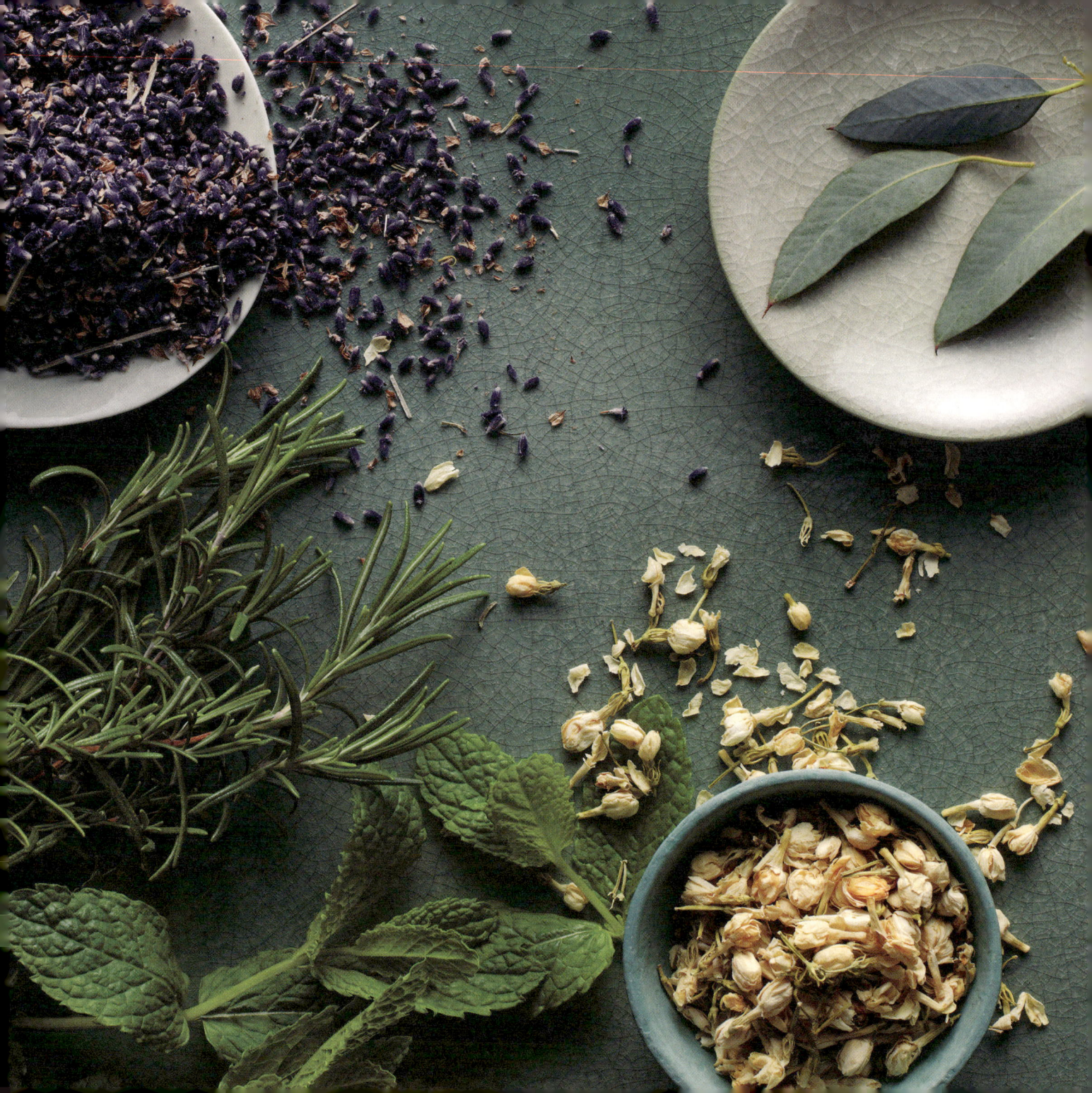

EINFÜHRUNG

In unserer modernen Gesellschaft kommen Lebensmittel aus dem Supermarkt und Heilmittel aus der Apotheke. Diese Trennung erscheint uns heute völlig normal, ist aber in Wirklichkeit verheerend.

Unsere Pflanzenwelt hat uns mit einer unglaublichen Auswahl an natürlichen Lebensmitteln, Kräutern und Blumen beschenkt, die wir sowohl innerlich als auch äußerlich anwenden und so nutzen können, dass sie Körper und Geist heilen. Natürliche Zutaten werden vom Körper mühelos aufgenommen, was man von synthetisch hergestellten Substanzen keineswegs immer behaupten kann.

In diesem Buch nutzen wir Kräuter, Früchte, Samen und natürliche Öle, um Haut und Körper mit so viel Sorgfalt zu behandeln, als würden wir unser Abendessen zubereiten. Deshalb wirst Du bestimmt in Versuchung kommen, die Mischungen bei der Zubereitung oder Anwendung kosten zu wollen. Das können wir zwar gut verstehen, wollen Dir aber ans Herz legen, die folgenden Rezepte nur zu nutzen, um Deine Haut von außen mit Nährstoffen zu versorgen!

BEVOR ES RICHTIG LOSGEHT

Achte darauf, Deine ätherischen Öle nur von vertrauenswürdigen Herstellern zu beziehen. Verwende Zutaten aus biologischem Anbau und kalt gepresste Trägeröle, um nur die hochwertigsten Produkte an Deine Haut zu lassen.

Die Trägeröle solltest Du im Kühlschrank lagern, denn sobald das Öl mit Licht und Sauerstoff in Kontakt kommt, verschlechtert sich seine Qualität. Kühlung verlangsamt diesen Prozess.

Es ist ebenfalls empfehlenswert, die ätherischen Öle im Kühlschrank aufzubewahren. Nimm sie jedoch zwölf Stunden vor Gebrauch heraus, damit sie Zimmertemperatur annehmen können.

Die Haltbarkeitsdauer Deiner Öle hängt stark davon ab, wie lange sie vor dem Kauf schon im Laden standen. Wenn sie von einem vertrauenswürdigen Händler stammen, ist das Verfallsdatum gut sichtbar auf der Flasche vermerkt. Bewahre Deine Mischungen geschützt von direktem Sonnenlicht auf, am besten an einem kühlen Ort.

Traubenkernöl als Basis ist ein guter Ersatz für Nussöl, wenn man an einer Allergie gegen Nüsse leidet.

Wir verwenden Gefäße aus Glas und nicht aus Metall, wenn wir Zutaten erhitzen, mischen und verrühren, und wir bevorzugen Gefäße aus Mironglas zur Aufbewahrung unserer frisch gemischten Öle und Cremes.

Verwende die Gesichtsmasken sofort — oder bewahre sie maximal 24 Stunden im Kühlschrank auf.

Probiere die Zutaten Deiner hausgemachten Cremes vorab auf kleinen Hautarealen aus (zum Beispiel in Deiner Ellenbeuge), um allergische Reaktionen zu vermeiden. Trage ätherische Öle niemals unverdünnt auf.

Die Verwendung und Dosierung von ätherischen Ölen ist bei Kindern, Babys und schwangeren Frauen anders. Einige Öle können bei ihnen nur eingeschränkt verwendet werden. Wenn Du schwanger bist, die Produkte bei Kindern oder Babys anwenden willst oder unter Allergien leidest, solltest Du Experten oder Expertinnen um Rat bitten.

Diese Rezepte und die darin vorkommenden Öle und ätherischen Öle sind unsere persönlichen Favoriten. Es kann sein, dass Dich spezielle ätherische Öle ansprechen und Du unsere Mischungen durch Deine eigenen ersetzen möchtest. Auf den Seiten 98–102 findest Du eine Liste der Eigenschaften von allen Zutaten, die in diesem Buch vorkommen.

Bienenwachs schmilzt bei 62–64 °C. Es ist ratsam, ein Thermometer zu benutzen. Achte darauf, die Öle und das Wachs nicht stärker zu erwärmen, als es zum Schmelzen der Zutaten notwendig ist.

Wenn Du Bienenwachs mit Öl mischst, sollte die Temperatur 70 °C nicht übersteigen. Sind die Öle und das Bienenwachs vermischt, nimm die Mischung von der Hitzequelle.

Um bei Mischungen, die Wasser (oder eine andere Flüssigkeit, wie zum Beispiel Aloe Vera) enthalten, ein optimales Ergebnis zu erzielen, muss alles mit einem Stabmixer verrührt werden, sobald es auf ungefähr 50 °C abgekühlt ist. Ätherische Öle gehören erst dann in die Mischungen, wenn diese auf circa 40 °C abgekühlt sind.

Vor dem Abfüllen der Öle und Lotionen sollten die Gefäße sterilisiert werden. Lege Dein gereinigtes Gefäß 10–15 Minuten lang in einen Topf mit kochendem Wasser und lasse es auf Küchenpapier oder einem Tuch abtropfen, bevor Du es mit einer Creme füllst.

Körperpeelings können eine glitschige Angelegenheit sein. Sei vorsichtig, dass Du nicht im Bad oder in der Dusche ausrutschst, wenn Du sie benutzt.

ANTI-AGING-ROSEN-GESICHTSÖL

MAN NEHME

2 EL Hagebuttenöl

½ TL Avocadoöl

6 Tropfen Rosen-Absolue

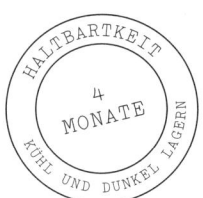

Meine Haut ist verrückt nach diesem pflegenden Gesichtsöl. Die Superkräfte dieses Öls bestehen darin, trockene Haut zu besänftigen und sogar der Hautalterung einen Riegel vorzuschieben – besser geht's nicht. Rosiger Teint – für die rosigen Seiten des Lebens!

– NICI

LOS GEHT'S

Gib einfach alle Öle in eine kleine Flasche und schüttle sie richtig gut, bis alles miteinander vermischt ist. Und fertig!

Trag dieses wertvolle Gesichtsöl jeden Morgen und Abend auf die gereinigte Haut auf.

Falls Du dieses Öl an liebe Menschen verschenken willst – wie wäre es mit einem hübschen Namen? Uns fällt spontan »Magisches Superpower-Gesichtsöl« ein. Aber »Rosenöl« tut's natürlich auch.

UNSERE ZUTATEN UND IHRE VERSTECKTEN SUPERKRÄFTE

Avocadoöl ist ideal bei trockener Haut, weil es voller Proteine und Fette steckt. Außerdem enthält es viel Vitamin C, E und K sowie Magnesium und Kalium. Hagebuttenöl beinhaltet viele wichtige essenzielle Fettsäuren und hilft, beschädigtes Hautgewebe zu regenerieren. Es dringt tief in die Haut ein und bringt die Kollagenproduktion auf Hochtouren. Außerdem wirkt es feuchtigkeitsspendend und entzündungshemmend und hilft, Wunden zu heilen und vernarbte Haut weicher zu machen. Rosen-Absolue ist antibakteriell, antiviral, schmerzlindernd und sorgt für einen frischen, strahlenden Teint.

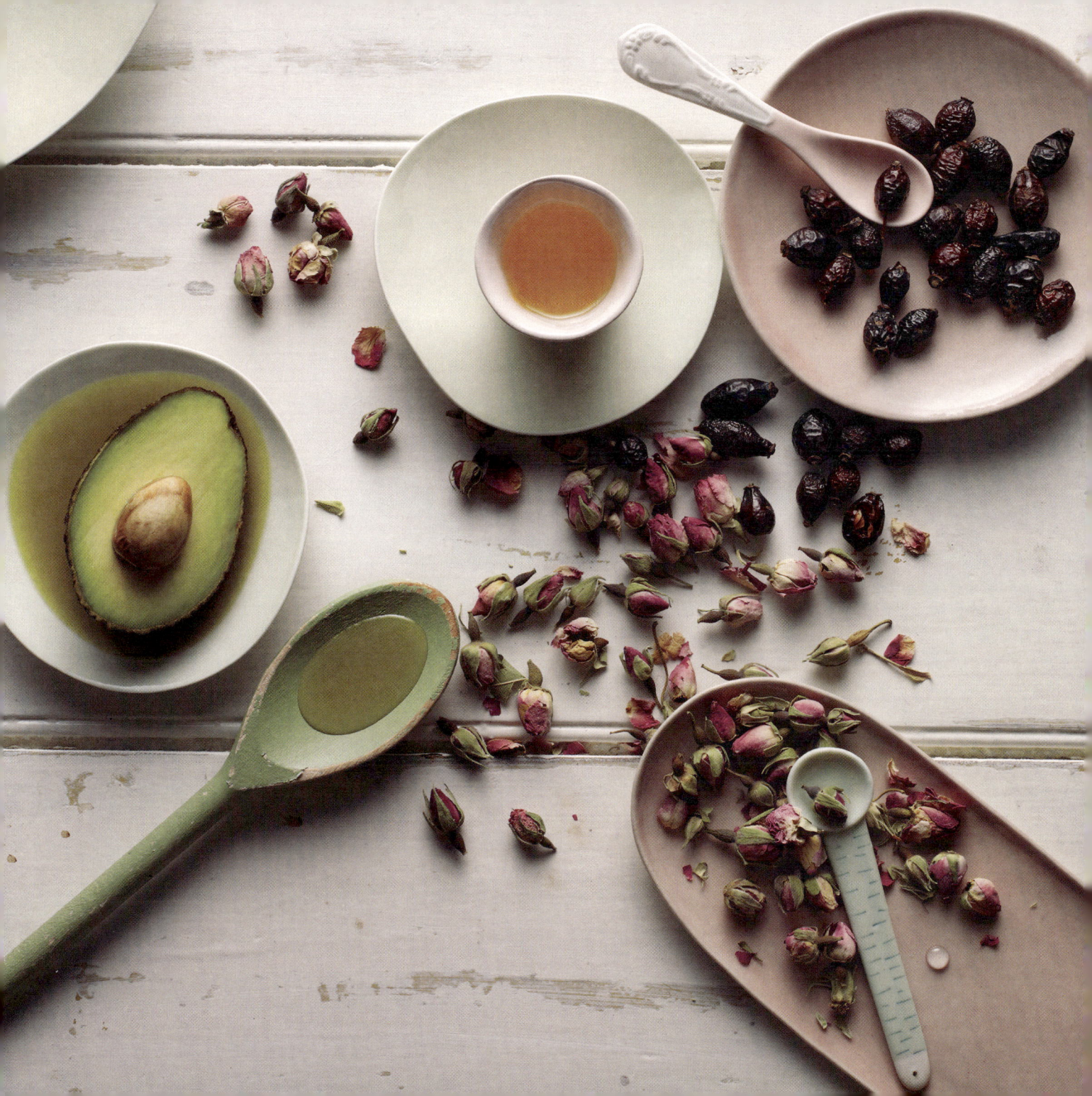

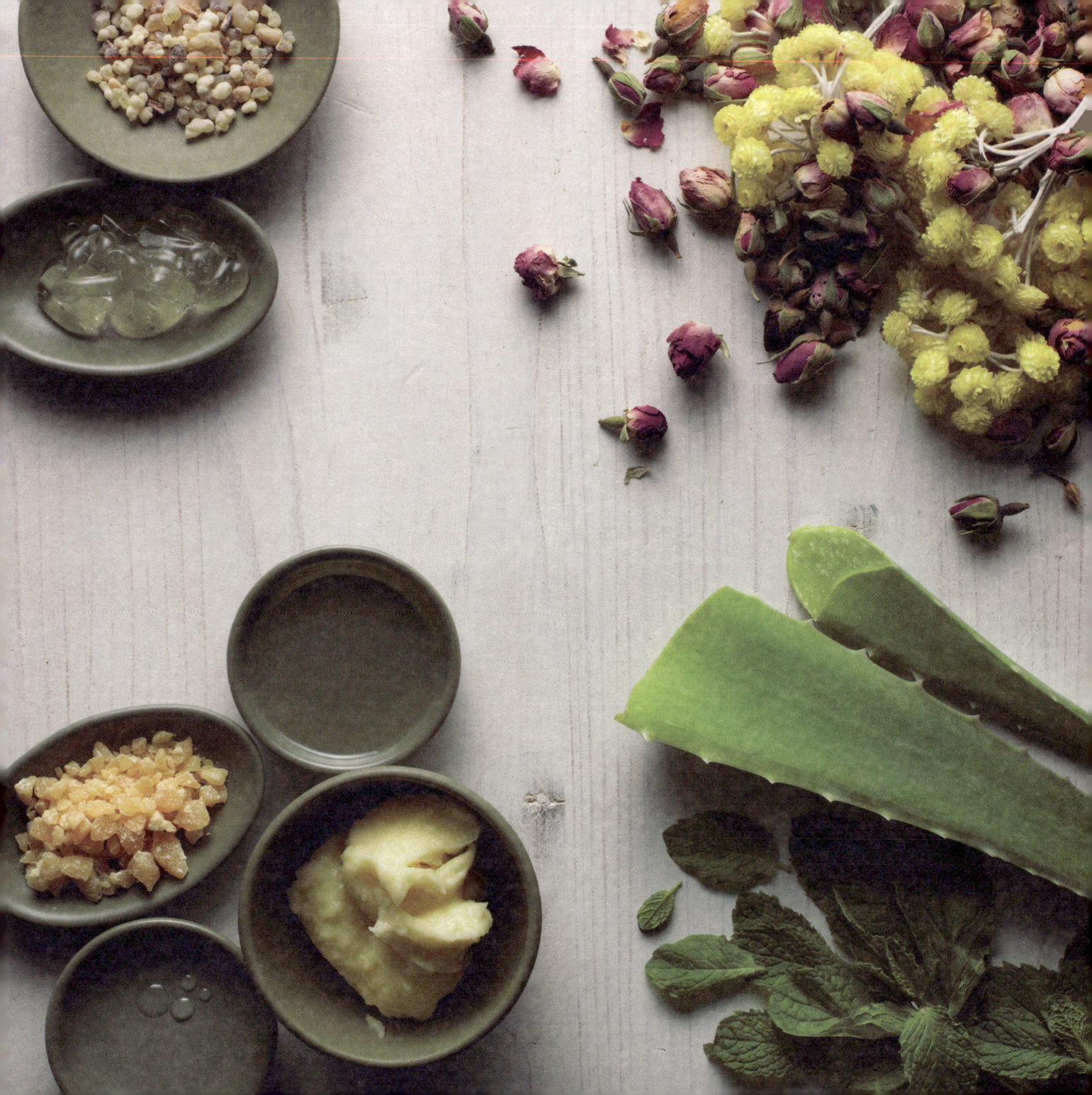

KÜHLENDE AFTER-SUN-CREME

Sonnenbrand kann sehr schmerzhaft sein und sofortige Abhilfe ist sehr willkommen. Aloe Vera, in Kombination mit diesen hautheilenden Zusätzen, verschafft Dir im Handumdrehen lindernde Kühlung.

– KARIN

MAN NEHME

1 EL Bienenwachs

50 ml Weizenkeimöl

50 ml Jojobaöl

100 ml Aloe-Vera-Gel

1 TL pflanzliches Glycerin

5 Tropfen Zitronensaft

18 Tropfen ätherisches Immortelleöl

18 Tropfen ätherisches Weihrauchöl

8 Tropfen ätherisches Pfefferminzöl

6 Tropfen ätherisches Damascena-Rosenöl

LOS GEHT'S

Lass das Bienenwachs bei geringer Hitze behutsam in einer Schüssel über einem Wasserbad schmelzen. Dann erhitzt Du Jojobaöl, Weizenkeimöl und Glycerin in einer zweiten Schüssel auf dieselbe Weise. Rühre vorsichtig um und achte darauf, dass die Mischung nicht zu heiß wird. Sobald das Bienenwachs und die Ölmischung dieselbe Temperatur haben, vermischst Du beides miteinander und rührst auch weiterhin gut um. Nimm es von der Hitzequelle, sobald alle Zutaten gut vermischt sind. Erhitze in einer dritten Schüssel, ebenfalls über einem Wasserbad, das Aloe-Vera-Gel auf gerade mal 45 °C. Sobald die Ölmischung milchig wird, fügst Du die Aloe-Vera-Mischung hinzu und schlägst alles mit einem Stabmixer cremig. Wenn Du mit der Konsistenz zufrieden bist, gib die ätherischen Öle und den Zitronensaft hinzu und rühre noch einmal um. Gib die Mischung sofort in kleine Gefäße zur Aufbewahrung.

UNSERE ZUTATEN UND IHRE VERSTECKTEN SUPERKRÄFTE

Jojoba- und Weizenkeimöl enthalten reichlich Vitamin E und wirken entzündungshemmend und wundheilend. Aloe Vera hat entzündungshemmende, antibakterielle, antivirale, feuchtigkeitsspendende und zellregenerierende Wirkung. Immortelle, Weihrauch und Rosenblütenessenz helfen bei der Wundheilung und beim Glätten von Narbengewebe und unterstützen außerdem den Prozess der Zellerneuerung. Pfefferminz ist stark schmerzlindernd, kühlend und regt die Durchblutung an. Pflanzliches Glycerin und Bienenwachs sind feuchtigkeitsspendend.

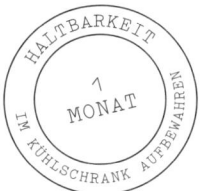

HALTBARKEIT
1 MONAT
IM KÜHLSCHRANK AUFBEWAHREN

LIPPENPEELING

Trockene und aufgesprungene Lippen sind besonders dann nervig, wenn Du mit einem knallroten Lippenstift ein Statement abgeben willst. Ich liebe diesen starken, selbstbewussten Look über alles. Für mich signalisiert ein auffällig roter Lippenstift jedes Mal garantiert: »Aufgepasst, ich hab was zu sagen.« Doch Lippen, die trocken von Heizungsluft und Stress sind, eignen sich nicht mehr als Grundlage für die Fülle von verfügbaren Rottönen. Zum Glück lässt sich die Situation schnell retten, wenn Du ein paar simple Zutaten vermischst, die selbst die kargste Vorratskammer (also meine) zu bieten hat.

– NICI

MAN NEHME

2 EL braunen Zucker

1 EL Honig

1 EL Olivenöl

LOS GEHT'S

Verquirle alle Zutaten miteinander. Trage die Mischung auf Deine Lippen auf und reibe das Peeling sanft ein, bis sie sich wie neu anfühlen. Dann spülst Du das Peeling mit reichlich Wasser ab. Trage unseren feuchtigkeitsspendenden Lippenbalsam (S. 91) auf. Und jetzt kommt der beste Teil: Rotton aussuchen, auftragen, rocken.

UNSERE ZUTATEN UND IHRE VERSTECKTEN SUPERKRÄFTE

Zucker eignet sich hervorragend als Peeling-Material. Honig wirkt wundheilend, antimikrobiell und antibakteriell. Olivenöl ist antibakteriell, schützt und pflegt die Haut und enthält viele Vitamine, Antioxidantien und Mineralien.

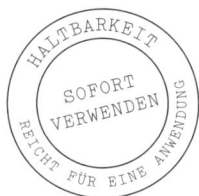

HALTBARKEIT
SOFORT VERWENDEN
REICHT FÜR EINE ANWENDUNG

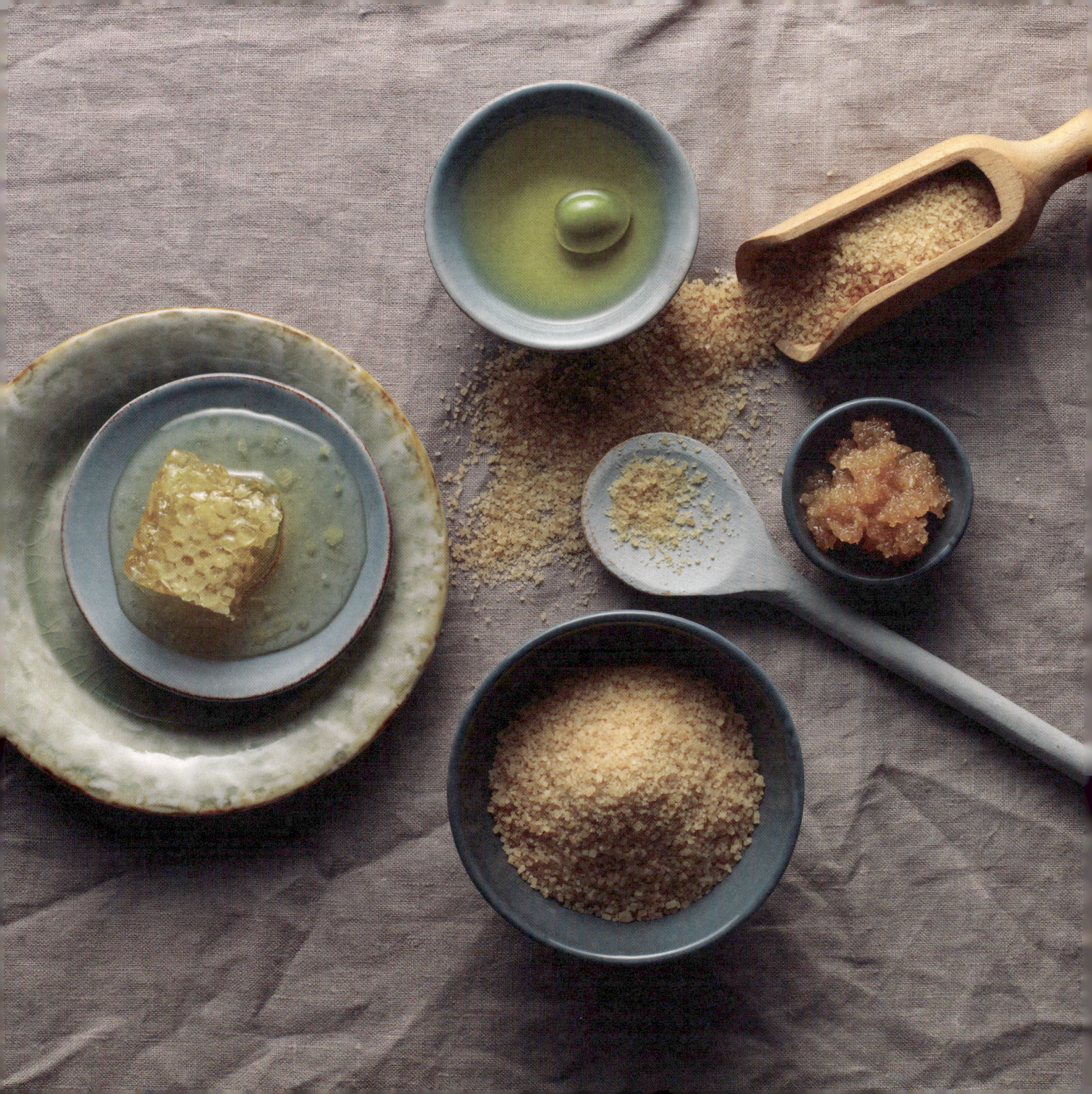

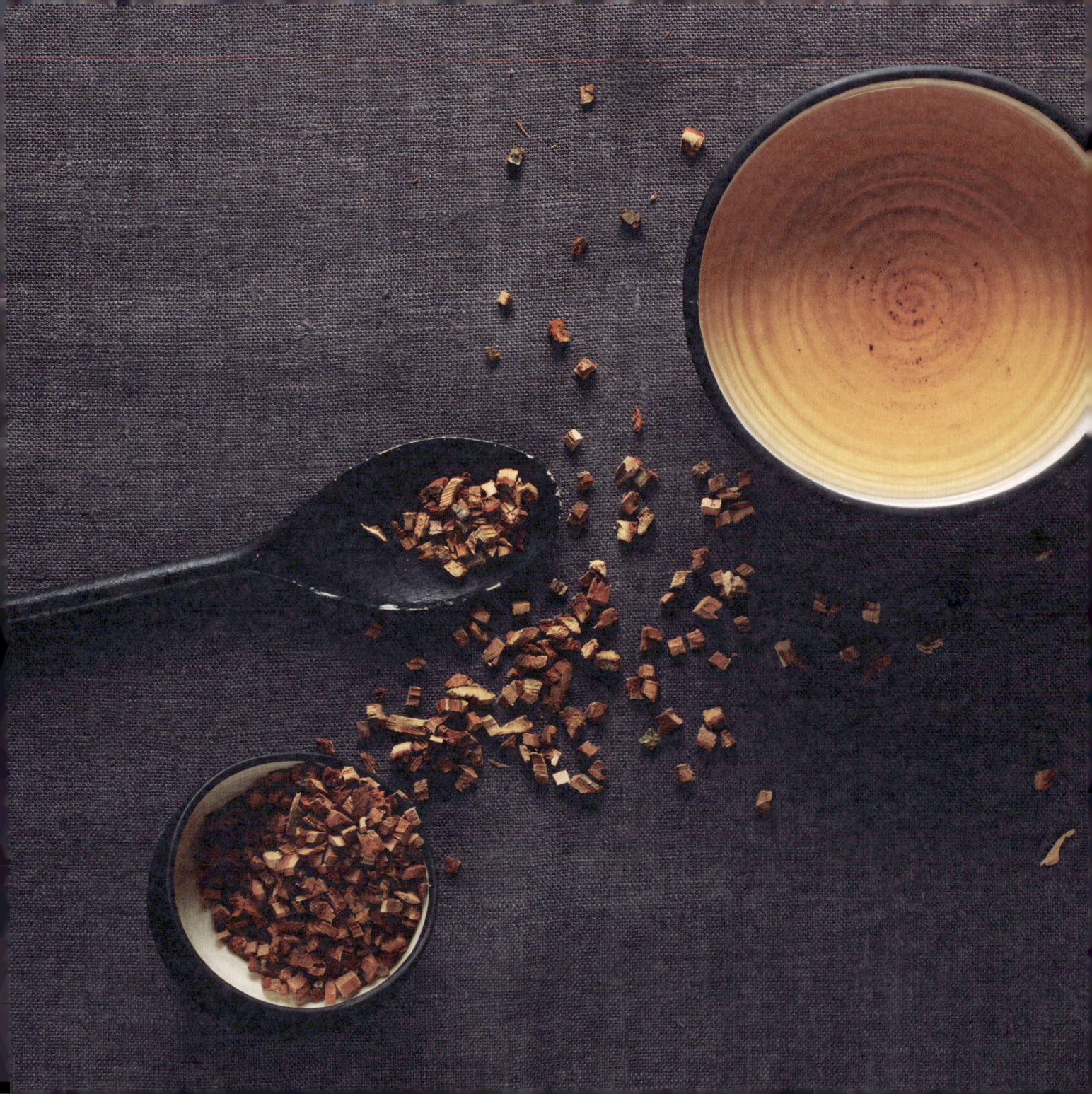

BERUHIGENDES EICHENRINDE-FUSSBAD

Vor gar nicht allzu langer Zeit stellten die keltischen Druiden ihre Zauberstäbe aus Eichenholz her – ein Symbol für Ausdauer und Kraft. Sie schätzten Eichen nicht nur, weil sie Werkzeuge daraus anfertigen konnten, sondern auch weil sie in Eichenhainen ihre heiligen Rituale abhielten und in den Bäumen nach göttlichen Botschaften lauschten. Zurück ins Hier und Jetzt – das himmlische Gemunkel besagt, dass Eichenborke noch immer gut für etwas Magie ist: Ein wohltuendes Eichenrinden-Fußbad ist eine willkommene Hilfe bei Schweißfüßen!

– KARIN

MAN NEHME

3 EL Eichenrinde

1 l kaltes Wasser

LOS GEHT'S

Bring das Wasser mit der Eichenrinde in einem Topf zum Kochen. Deckel drauf und 30 Minuten bei ganz schwacher Hitze simmern lassen.

Bereite ein Fußbad mit warmem Wasser vor und gieße den abgeseihten Eichenrinde-Aufguss hinein. Entspanne Dich 20 bis 30 Minuten lang, trockne dann Deine Füße ab und creme sie mit einer Deiner hausgemachten Cremes ein, um die verwöhnende Behandlung zu vollenden.

UNSERE ZUTATEN UND IHRE VERSTECKTEN SUPERKRÄFTE

Eichenrinde wirkt schweißhemmend, antibakteriell, antiviral, entzündungshemmend, adstringierend und lindert Juckreiz.

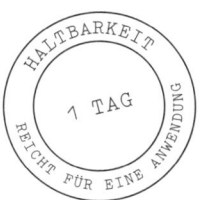

HALTBARKEIT
1 TAG
REICHT FÜR EINE ANWENDUNG

SCHOKO-MOUSSE-KÖRPERCREME

Meine Vorliebe für Desserts aller Art endet nicht beim süßen Genuss nach dem Essen. Ganz im Gegenteil, sie geht weit darüber hinaus und findet ihre Vollendung in diesem köstlich duftenden Schokomousse-Luxus – absolut nicht zum Essen gedacht, auch wenn diese Creme so verlockend aussieht, wie sie riecht!

– NICI

MAN NEHME

4 EL Kakaobutter

2 EL Sheabutter

2 EL Kokosnussöl

2 TL Kakaopulver

1 TL gemahlenen Zimt

20 Tropfen ätherisches Eukalyptusöl

LOS GEHT'S

Zuerst lässt Du Kakaobutter und Sheabutter über einem Wasserbad schmelzen. Rühr ein wenig um und sobald beides fast geschmolzen ist, gibst Du das Kokosöl hinzu. Wenn alles flüssig ist, nimmst Du die Mischung von der Hitzequelle und gibst das Kakaopulver und den Zimt dazu.

Abschließend gibst Du das ätherische Eukalyptusöl dazu. Versuche Dich daran zu erinnern, die Creme (auch nicht aus Versehen) zu probieren – auch wenn sie so einladend aussieht und verlockend duftet! Warte, bis die Mischung etwas geruht hat und kühler geworden ist, kurz bevor sie anfängt, fest zu werden. Dann rührst Du sie durch – am besten mit einem Schneebesen –, bis die Körperbutter so luftig und leicht wie Schokomousse ist. Genau der richtige Nachtisch für Deine Haut nach einem langen Bad. Verwöhne Deine Haut damit täglich und großzügig.

UNSERE ZUTATEN UND IHRE VERSTECKTEN SUPERKRÄFTE

Kakaobutter verbessert die Elastizität der Haut und kurbelt die Kollagenproduktion an. Sheabutter ist entzündungshemmend und feuchtigkeitsspendend. Kokosöl hat feuchtigkeitsspendende und pflegende Eigenschaften. Kakaopulver enthält antiseptische Wirkstoffe. Zimt wirkt antibakteriell. Das belebende ätherische Eukalyptusöl wirkt allgemein entschlackend auf den Körper und gibt dieser Creme eine reizend frische Note.

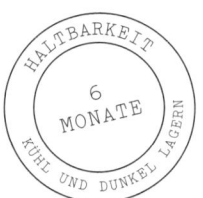

HALTBARKEIT
6 MONATE
KÜHL UND DUNKEL LAGERN

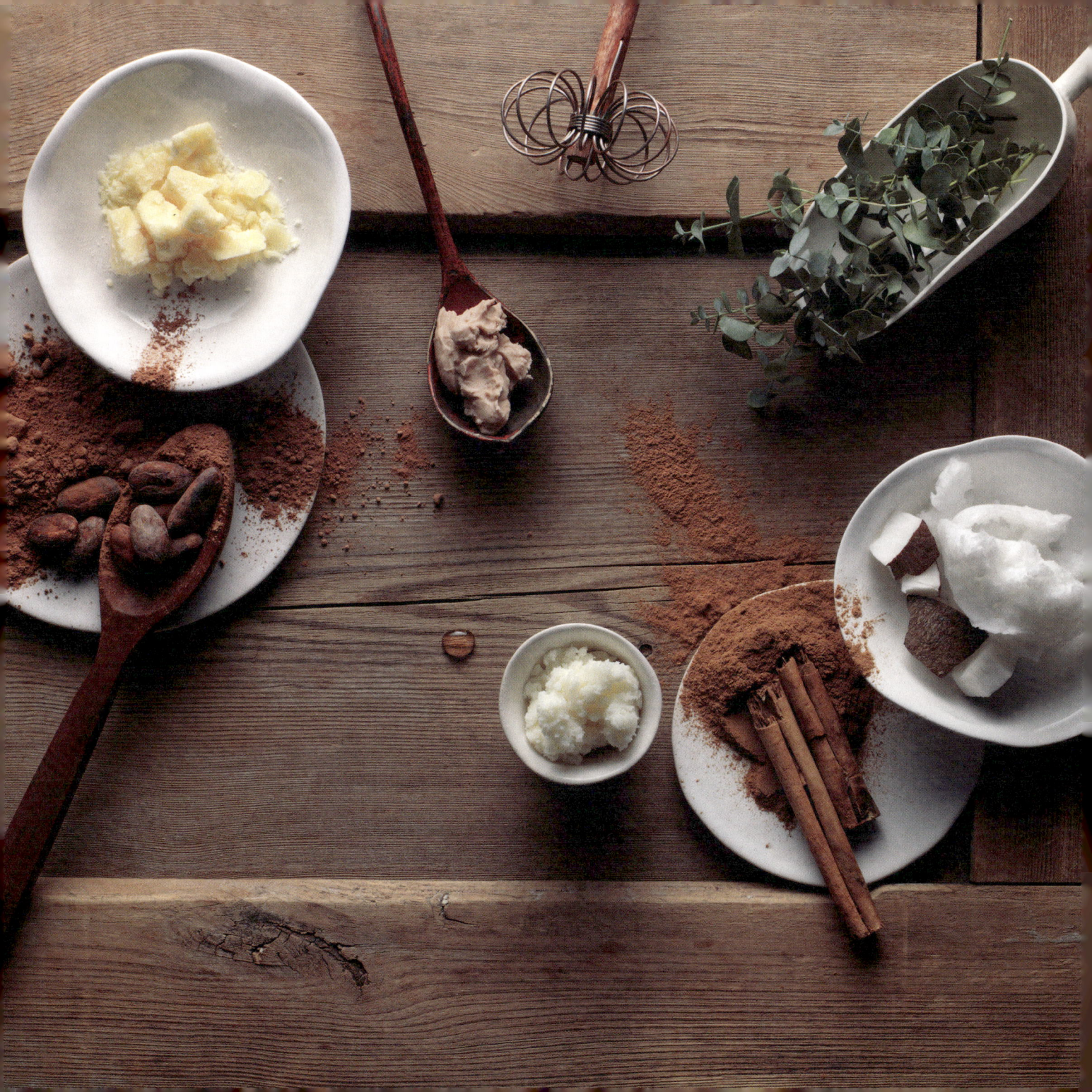

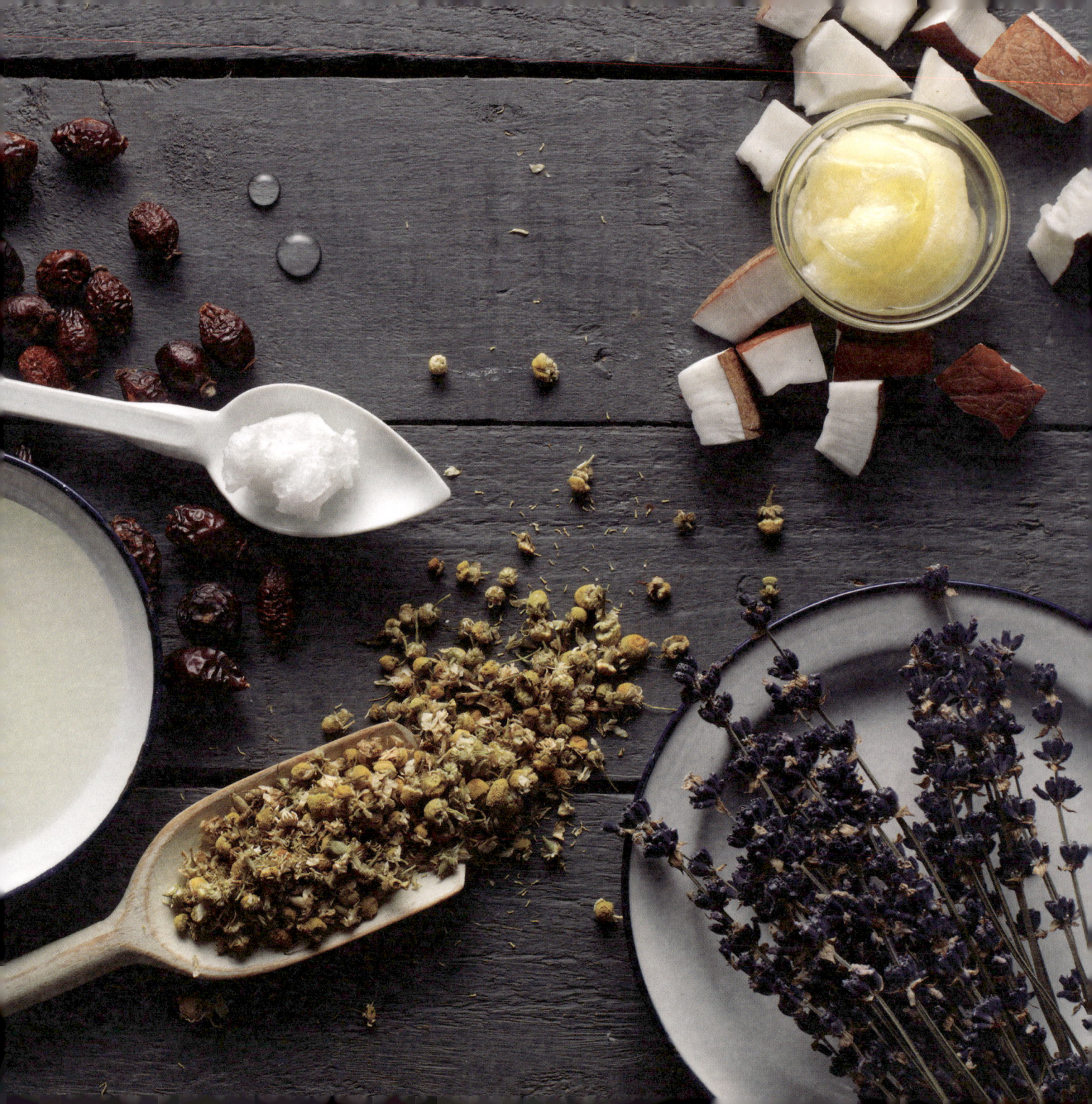

REINIGENDES GESICHTSÖL

»Reinigungsöl« klingt zunächst vielleicht seltsam, aber sobald Du dieses uralte Mittel auf Deinem Gesicht spürst, wird für Deine abendliche Schönheitspflege nichts anderes mehr infrage kommen. Kokosöl ist das pflegende Trägeröl und Rizinusöl wirkt reinigend und klärend. Beides zusammen sorgt dafür, dass auf Deiner Haut nichts anderes zurückbleibt als ein gesundes Strahlen.

– KARIN

MAN NEHME

4 EL Kokosöl

1 EL Rizinusöl

1 TL Hagebuttenöl

20 Tropfen ätherisches Lavendelöl

10 Tropfen ätherisches Öl der Blauen Kamille oder der Römischen Kamille

LOS GEHT'S

Vermische das Kokos-, Rizinus- und Hagebuttenöl und rühre ein paar Minuten lang gründlich um. Gib dann alle oben genannten ätherischen Öle hinzu. Jetzt wird alles gut vermischt, dann füllst Du es für den täglichen Gebrauch in einen verschließbaren Glasbehälter.

Gib eine kleine Menge der Ölmischung auf Deine Hände und massiere sie 4–5 Minuten lang in kreisförmigen Bewegungen sanft in Deine Gesichtshaut ein. Nun hältst Du einen feinen Baumwollwaschlappen unter sehr heißes Wasser. Wringe ihn schnell aus und lege den dampfenden Waschlappen für kurze Zeit auf Dein Gesicht. Der Dampf öffnet Deine Poren und befreit Deine Haut von Unreinheiten. Entferne das übrige Öl mit dem Waschlappen sanft von Deinem Gesicht – Seife brauchst Du dafür nicht. Deine Haut wird sich weich und gepflegt anfühlen.

UNSERE ZUTATEN UND IHRE VERSTECKTEN SUPERKRÄFTE

Kokosöl wirkt unglaublich feuchtigkeitsspendend und pflegend und hat antibakterielle und entzündungshemmende Eigenschaften. Rizinusöl reinigt, klärt, regt die Kollagenproduktion an und dringt tief in die Haut ein. Hagebuttenöl wirkt stark entgiftend und hilft, beschädigte Haut zu regenerieren. Lavendelöl und das Öl der Blauen Kamille haben entzündungshemmende, antibakterielle, antivirale und hautberuhigende Kräfte.

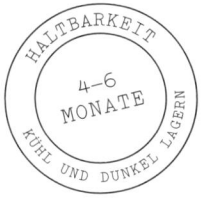

HALTBARKEIT
4–6 MONATE
KÜHL UND DUNKEL LAGERN

KAISERIN SISIS HAARSPÜLUNG FÜR GIRL-BOSSE

Kaiserin Elisabeth – Sisi – von Österreich, berühmt für ihre Schönheit und ihr Charisma, verwendete dieses alte österreichische Rezept mit uneingeschränktem Eifer. Abgesehen davon, dass sie eine der ersten Frauen war, die ein hartes Fitnessprogramm durchzogen, war sie eine leidenschaftliche Reiterin und mit Regierungsangelegenheiten vollauf beschäftigt. Und nicht zu vergessen: Sisi wurde Besessenheit nachgesagt, wenn es um ihre Haare ging. Beeindruckend bei einer dermaßen ausufernden To-do-Liste! Folgendes Rezept gehört zu ihren vielen Haarpflegeroutinen für Glanz und Volumen. Genau das Richtige, wenn es mal wieder an der Zeit ist, Deinen inneren Girl-Boss zum Ausdruck zu bringen.

– NICI

MAN NEHME

2 Eigelb

2½ EL Cognac

1½ EL rohen Apfelessig

LOS GEHT'S

Schlage das Eigelb und verquirle es mit dem Cognac, bis eine glatte Masse entstanden ist.

Verteile die Mischung in Deinen sauberen, nassen Haaren und kämme sie mit einem breitzahnigen Kamm durch.

Mit lauwarmem Wasser ausspülen. Dann die Haare ein zweites Mal ausspülen, diesmal allerdings mit Wasser, in das Du vorher den Apfelessig gegeben hast (extra Glanz garantiert). Das war's auch schon: die kaiserliche Haarpflege!

UNSERE ZUTATEN UND IHRE VERSTECKTEN SUPERKRÄFTE

Eigelb gibt feinem Haar Proteine und Kraft. Cognac gibt ihm Glanz und sorgt für jede Menge Volumen. Apfelessig entwirrt und glättet das Haar, sorgt für einen pH-Ausgleich und noch mehr Glanz.

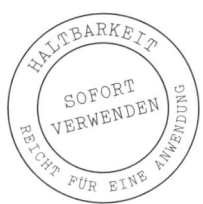

HALTBARKEIT · SOFORT VERWENDEN · REICHT FÜR EINE ANWENDUNG

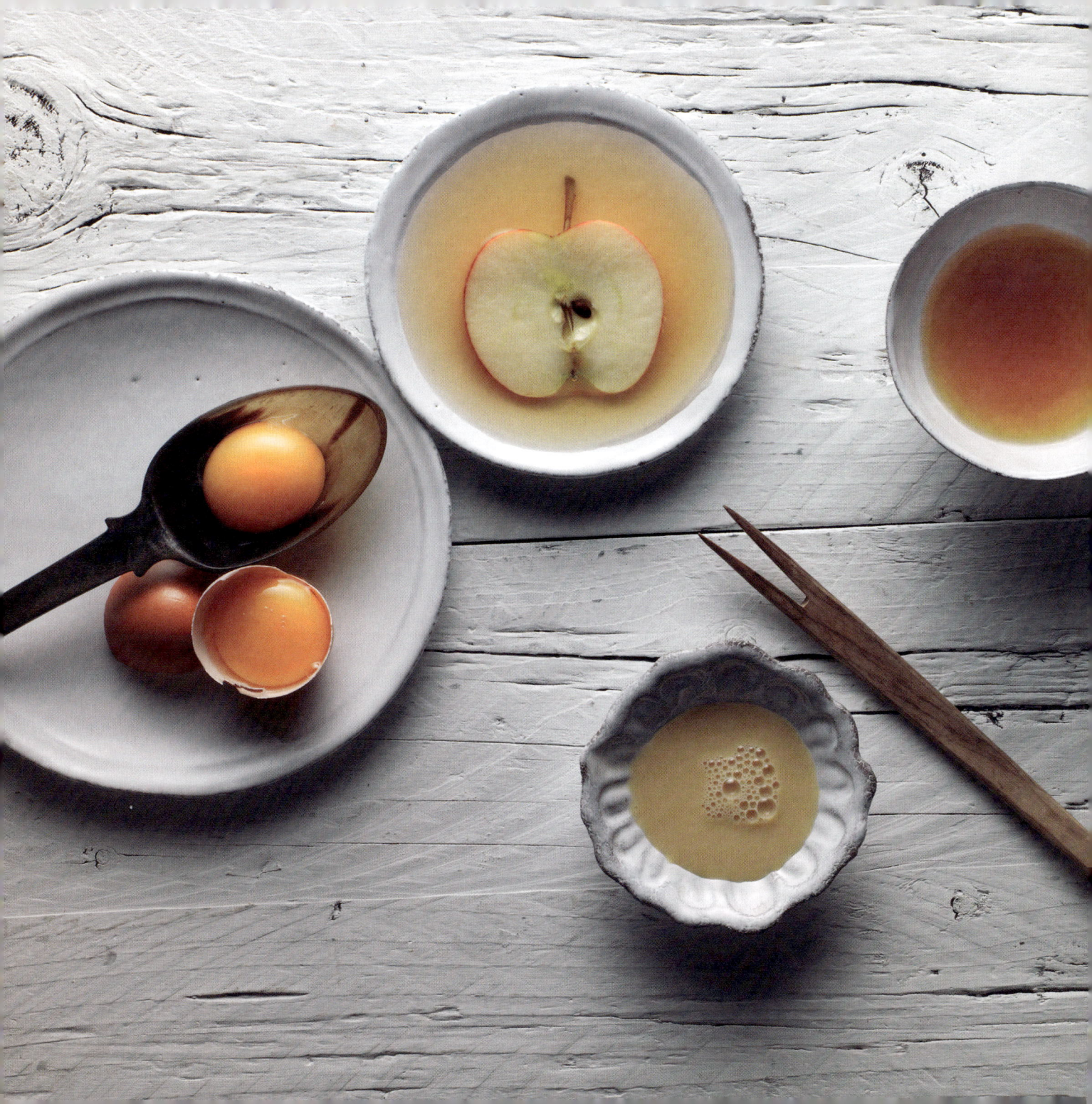

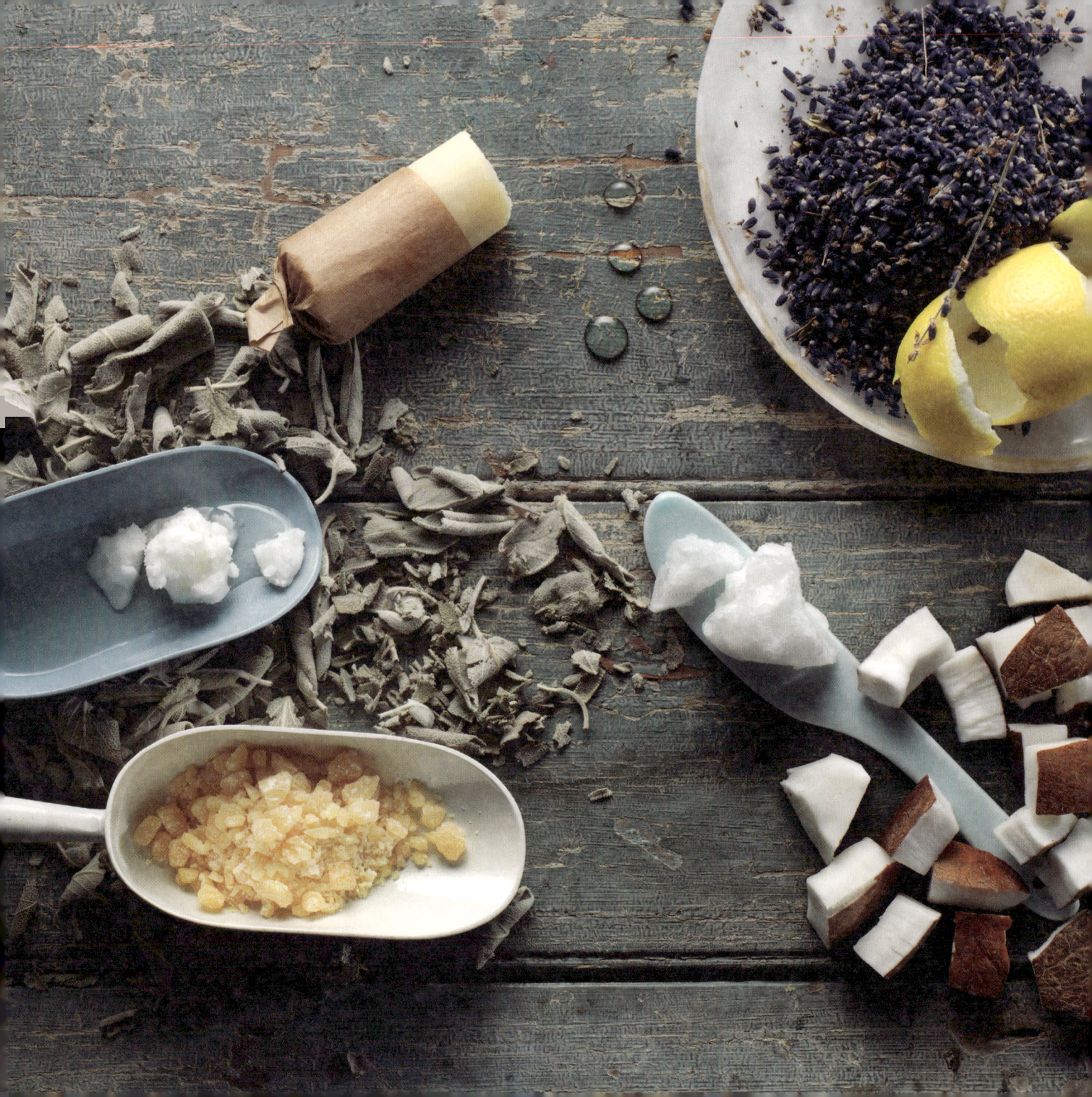

SELBST GEMACHTES DEO

»Körpergeruch beseitigen ohne giftige Substanzen« ist unser Motto für dieses Rezept. Wenn Du schon einige Mischungen aus diesem Buch hergestellt hast, sind Dir die meisten Zutaten bereits ein Begriff und die Zubereitung wird Dir keine Schweißausbrüche bereiten!

– KARIN

MAN NEHME

2 EL Bienenwachs

2 EL Sheabutter

2 EL Kokosöl

30 Tropfen ätherisches Lavendelöl

8 Tropfen ätherisches Zypressenöl

8 Tropfen ätherisches Zitronenöl

8 Tropfen Teebaumöl

8 Tropfen ätherisches Salbeiöl (während der Schwangerschaft nicht benutzen!)

LOS GEHT'S

Erhitze das Bienenwachs behutsam über einem Wasserbad, bis es flüssig ist. Erhitze die Sheabutter in einem zweiten Behälter auf dieselbe Weise und gib dann das Kokosöl hinzu, während Du vorsichtig umrührst und darauf achtest, die Mischung nicht zu überhitzen. Dann gibst Du das flüssige Bienenwachs hinzu.

Sobald alle Zutaten vermischt sind, nimmst Du die Masse von der Hitzequelle und rührst weiter, bis sie milchiger wird. Sobald die Masse etwas abgekühlt ist, gib unter ständigem Rühren die ätherischen Öle hinzu. Dann gieße die Mischung schnell in ein zum Auftragen praktisches Gefäß. Darin lässt Du sie dann einfach abkühlen.

UNSERE ZUTATEN UND IHRE VERSTECKTEN SUPERKRÄFTE

Bienenwachs verstopft die Poren nicht, wirkt antibakteriell und versorgt die Haut mit reichlich Feuchtigkeit. Sheabutter wirkt feuchtigkeitsspendend, entzündungshemmend und wundheilend. Kokosöl ist hochgradig pflegend, antimikrobiell, antiviral, antibakteriell, antimykotisch und entzündungshemmend. Ätherisches Zitronenöl und ätherisches Zypressenöl wirken reinigend und sorgen dafür, dass sich die Poren zusammenziehen. Zypressenöl ist darüber hinaus ein natürlicher Schweißhemmer.

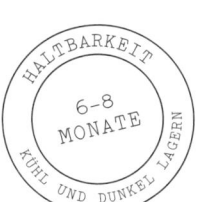

HALTBARKEIT
6–8 MONATE
KÜHL UND DUNKEL LAGERN

SONNEN-BLUMENKERN-MASKE GEGEN HAUTUNREIN-HEITEN

MAN NEHME

1 TL Honig

1 TL Olivenöl

60 g gemahlene Sonnenblumenkerne

Über unsere Haut nehmen wir all das Gute und Schlechte auf, das wir auftragen. Deswegen mag ich die Vorstellung, dass ich meine Haut nur mit Zutaten versorge, die ich auch bedenkenlos essen würde! Diese Gesichtsmaske folgt dieser Regel. Sie hilft empfindlicher Gesichtshaut, Unreinheiten aus dem Weg zu schaffen.

– NICI

LOS GEHT'S

Erhitze den Honig über einem Wasserbad. Sobald er flüssig und glatt ist, solltest Du die Hitze reduzieren und das Olivenöl dazugeben. Rühr alles behutsam um, bis beides zu einer glatten Flüssigkeit verschmolzen ist.

Jetzt rührst Du die gemahlenen Sonnenblumenkerne unter. Lass die Mischung auskühlen, damit sie nicht zu heiß für dein Gesicht ist. Trage eine dicke Schicht auf Deine Haut auf und entspann Dich, während diese Maske Wunder wirkt. Und nicht naschen! Nach 20–30 Minuten kannst Du die Maske abwaschen und Deine Haut mit einer unserer pflegenden Gesichtscremes mit Feuchtigkeit versorgen.

UNSERE ZUTATEN UND IHRE VERSTECKTEN SUPERKRÄFTE

Honig hat wundheilende, antimikrobielle und antibakterielle Eigenschaften. Olivenöl ist antibakteriell und entzündungshemmend, schützt und pflegt die Haut und ist reich an Vitaminen, entgiftenden Stoffen und Mineralien. Sonnenblumenkerne enthalten viele kostbare Vitamine, wie Vitamin A, B und E, sowie wohltuende Fettsäuren.

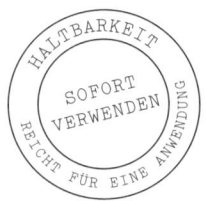

HALTBARKEIT
SOFORT VERWENDEN
REICHT FÜR EINE ANWENDUNG

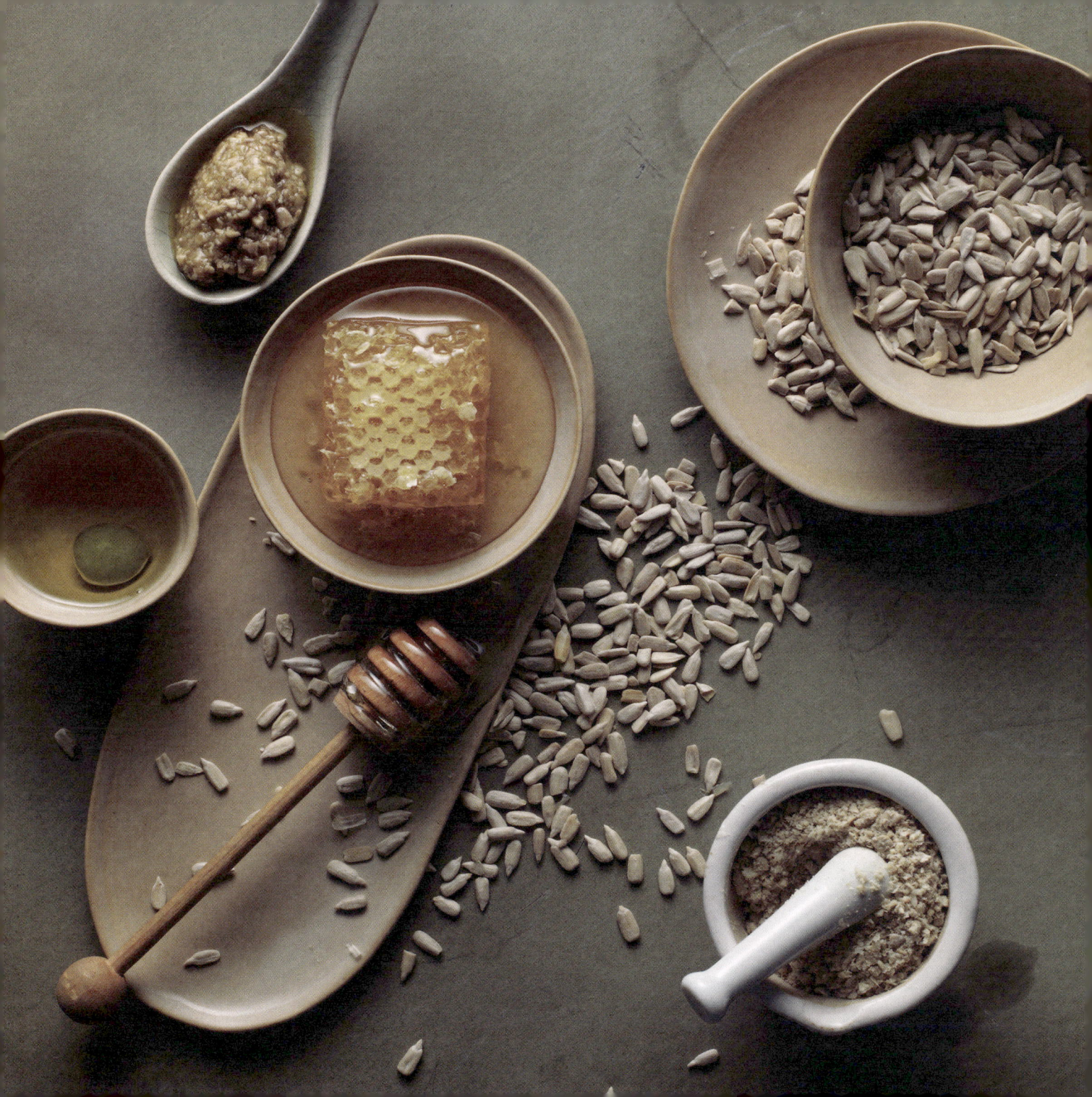

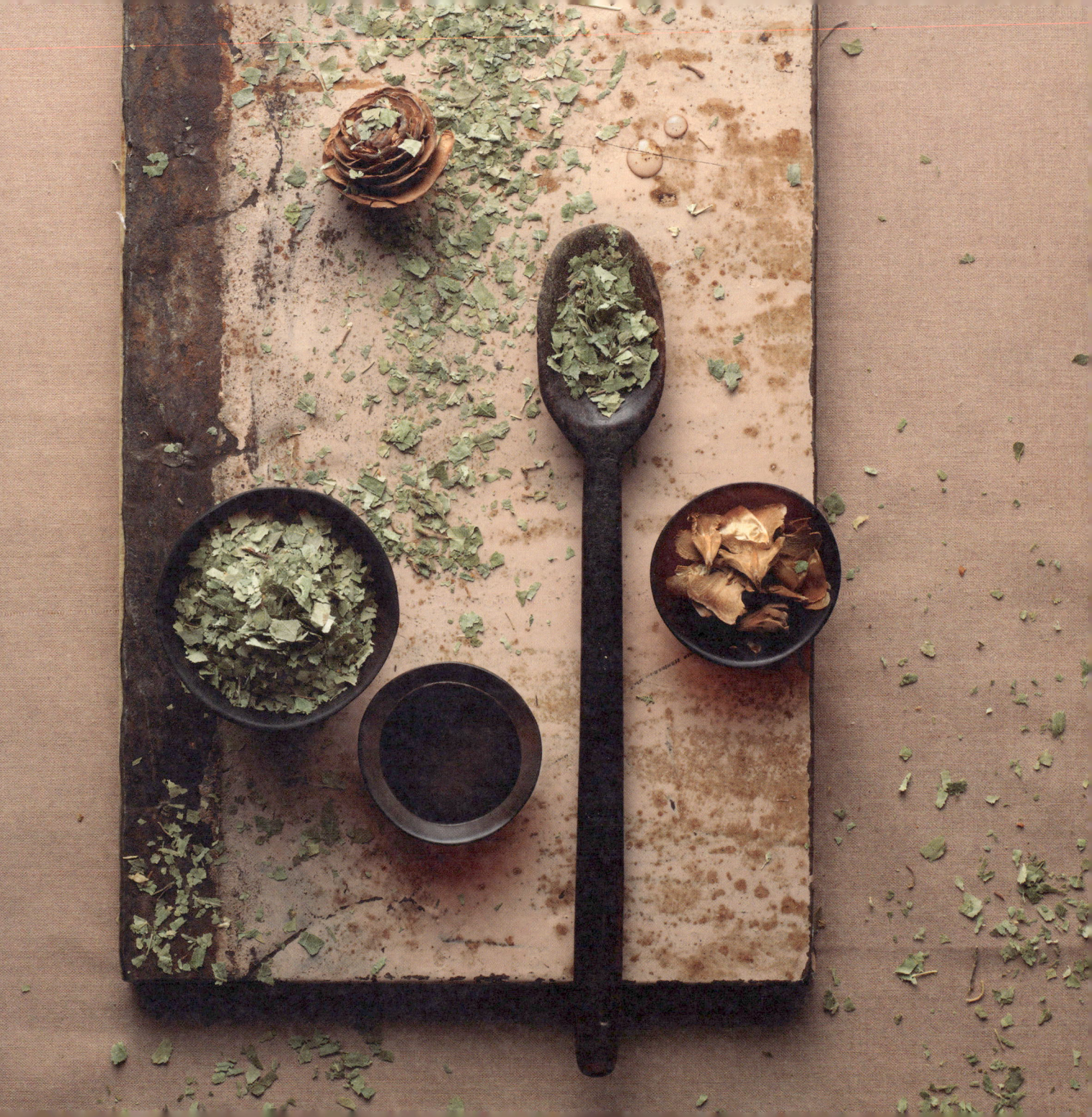

ANTISCHUPPEN-BIRKEN-TONIC

Bäume haben eine beruhigende Wirkung und helfen gegen hohen Blutdruck, soviel ist bekannt. Wenn Du willst, kannst Du die Birke auch gern umarmen, bevor Du die Blätter pflückst. Danach kannst Du aus diesen Blättern einen Aufguss herstellen, der Deine Kopfhaut beruhigt und gegen Schuppen hilft.

– KARIN

MAN NEHME

250 ml rohen Apfelessig

2 EL Birkenblätter

30 Tropfen ätherisches Zedernholzöl

LOS GEHT'S

Bring den Essig in einem Topf mit Deckel zum Kochen.

Gib die Birkenblätter in eine Schale und gieße den heißen Essig auf die Blätter. Lass das Ganze zugedeckt 15 Minuten ziehen.

Siebe das Gebräu ab und lass es stark abkühlen, bevor Du das ätherische Zedernholzöl hineinträufelst.

Massiere nach dem Haarewaschen 3–4 Esslöffel des Birken-Tonics sanft in die Kopfhaut ein. Du brauchst es nicht wieder auszuspülen.

Bewahre das übrige Tonic in einer Glasflasche im Kühlen auf.

UNSERE ZUTATEN UND IHRE VERSTECKTEN SUPERKRÄFTE

Roher Apfelessig ist antibakteriell, antifungal, klärend, reinigend und eine natürliche Haarspülung. Außerdem stellt er den natürlichen pH-Wert der Kopfhaut wieder her, was wichtig ist, da die häufige Verwendung von ungesunden Produkten oder Nahrungsmitteln zu einem Ungleichgewicht im Körper führen kann. Birkenblätter regen die Durchblutung an und wirken beruhigend bei Juckreiz. Ätherisches Zedernholzöl ist wund-, und narbenheilend, regenerierend, schmerzstillend, antibakteriell, antimykotisch und entzündungshemmend. Sowohl Birkenblätter als auch ätherisches Zedernöl haben Eigenschaften, die Schuppen den Kampf ansagen.

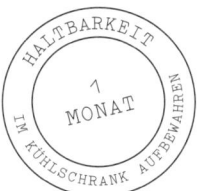

HALTBARKEIT
1 MONAT
IM KÜHLSCHRANK AUFBEWAHREN

KAFFEE-KÖRPER-PEELING FÜR NEUE ENERGIE

Die wunderbare Kraft des Kaffees, mich wachzukriegen, macht ihn zu meinem Lieblingsrohstoff. In diesem Rezept trifft sein aufmunternder Charakter auf ein anderes absolutes Lieblingsprodukt: Schokolade. Diese zwei kulinarischen Superhelden verbinden sich zu einem köstlich duftenden Peeling. Deine Haut danach? Einfach yummy.

– NICI

MAN NEHME

2 EL Kakaobutter

2 EL Kokosöl

2 EL Jojobaöl

6 EL gemahlenen Kaffee

2 TL Kakaopulver

20 Tropfen ätherisches Pfefferminzöl

LOS GEHT'S

Bring die Kakaobutter und das Kokosöl langsam über einem Wasserbad zum Schmelzen. Dann nimmst Du sie von der Hitzequelle und rührst das Jojobaöl hinein.

Misch den gemahlenen Kaffee und das Kakaopulver dazu. Zum Schluss rührst Du die ätherischen Öle hinein; das Pfefferminzöl gibt diesem delikaten Hautschmaus einen erfrischenden Kick.

Dieses Peeling wird sogar noch belebender, wenn Du es im Kühlschrank aufbewahrst! Die beste Zeit für diesen Scrub ist unserer Meinung nach entweder morgens oder vorm Ausgehen, weil sowohl Deine Laune als auch Deine Energie sofort in Schwung kommen.

UNSERE ZUTATEN UND IHRE VERSTECKTEN SUPERKRÄFTE

Kakaobutter verbessert die Elastizität der Haut und bringt die Kollagenproduktion auf Hochtouren. Kokosöl hat feuchtigkeitsspendende und pflegende Eigenschaften. Jojobaöl hält die Feuchtigkeit in Deiner Haut. Kaffee ist gut für Kreislauf und Durchblutung und seine kleinen Partikel eignen sich perfekt für ein Peeling. Kakaopulver enthält Antioxidantien, während seine antiseptischen Kräfte Hautunreinheiten beseitigen. Ätherisches Pfefferminzöl ist entzündungshemmend, kühlend und regt die Durchblutung an.

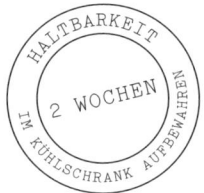

HALTBARKEIT 2 WOCHEN IM KÜHLSCHRANK AUFBEWAHREN

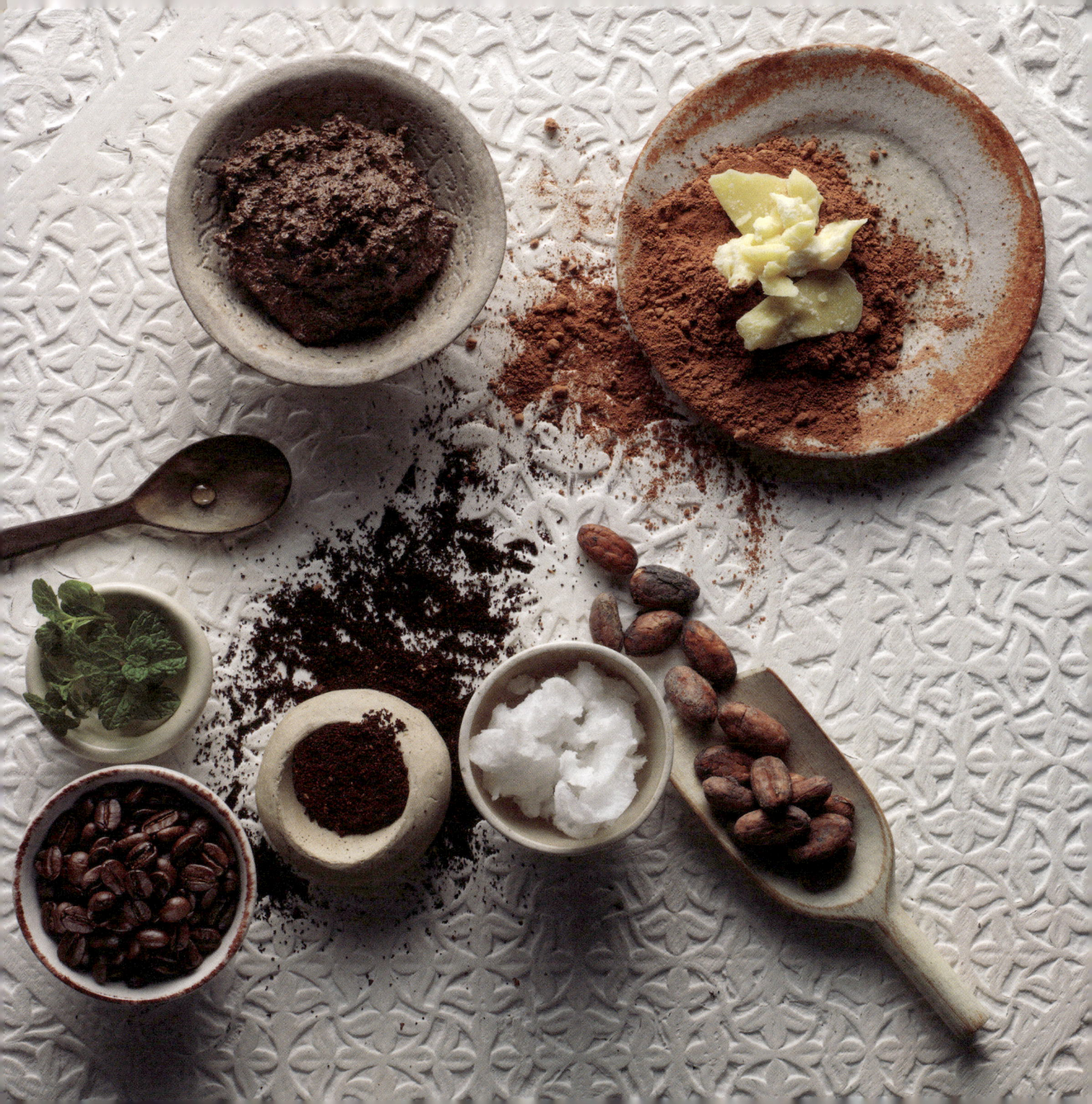

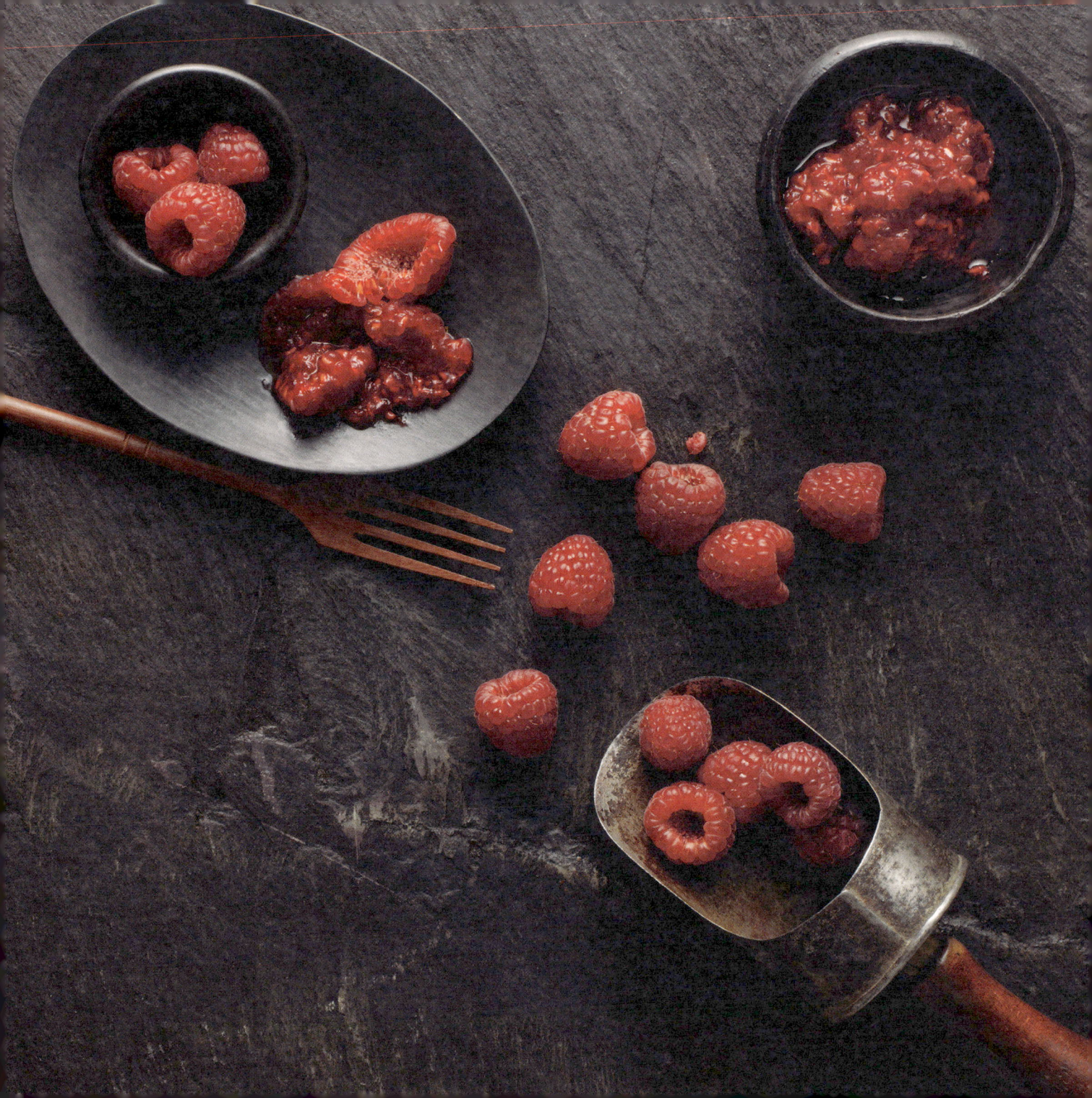

NAHRHAFTE HIMBEER-GESICHTS-MASKE

MAN NEHME

10 frische Himbeeren

Wenn Du nicht sowieso schon regelmäßig frische Himbeeren isst, solltest Du jetzt damit anfangen. Sie sind so gut für Dich! Wenn Du erst überzeugt bist von den ausgezeichneten Eigenschaften frischer Himbeeren, wird es keinerlei Überredungskünste mehr brauchen, damit Du sie zerdrückst und als Gesichtsmaske genießt. Ganz leicht hergestellt – Deine Haut wird strahlen und Dich flehentlich um mehr bitten!

– KARIN

LOS GEHT'S

Entweder Du ziehst im Sommer los und pflückst die Himbeeren frisch oder du nimmst 10 Himbeeren aus dem Kühlschrank, 15–30 Minuten bevor Du sie zubereitest.

Zerdrücke die Himbeeren sorgfältig und trage sie sofort auf Deine Haut auf. 15 Minuten einwirken lassen. Wasche sie dann sanft mit lauwarmem Wasser ab.

UNSERE ZUTATEN UND IHRE VERSTECKTEN SUPERKRÄFTE

Himbeeren enthalten starke Antioxidantien und haben entzündungshemmende Eigenschaften.

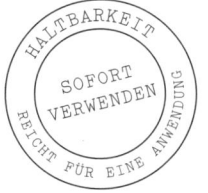

HALTBARKEIT
SOFORT VERWENDEN
REICHT FÜR EINE ANWENDUNG

HANDLOTION FÜR EIFRIGE HÄNDE

Wenn Du trotz zartem Alter mit Omahänden gestraft bist, ist das hier genau das Richtige für Dich. Ich glaube, ich habe noch dreißig Jahre, bis mein tatsächliches Alter das meiner Hände eingeholt hat. (Vielleicht übertreibe ich auch ein ganz kleines bisschen.) Aber trotzdem: Eine Menge Zeit mit Hausrenovieren verbracht zu haben und generell praktisch veranlagt zu sein, hat nicht gerade zu einem jugendlichen Aussehen meiner Hände beigetragen. Man darf nur eben nicht vergessen, unsere Hände für all ihre harte Arbeit zu belohnen – zum Beispiel mit diesem pflegenden Rezept!

– NICI

MAN NEHME

½ EL Bienenwachs

1 EL Kakaobutter

1 EL Sheabutter

1 EL Kokosöl

½ TL pflanzliches Glycerin

2 TL gefiltertes warmes Wasser

12 Tropfen ätherisches Neroliöl

8 Tropfen Jasmin-Absolue

LOS GEHT'S

Erhitze das Bienenwachs über einem Wasserbad. Füge dann die Kakaobutter und die Sheabutter hinzu, gefolgt vom Kokosöl und dem Glycerin. Rühre das warme Wasser so lange ein, bis alles vermischt ist, und nimm es dann von der Hitzequelle.

Während die Mischung abkühlt, rühre immer weiter, bis sie milchig wird. Mixe sie mit einem Stabmixer, bis die Öle und das Wasser sich zu einer Emulsion verbunden haben. Rühre die Tropfen der wunderbar duftenden Öle hinein und gieße die Mischung in einen Glasbehälter. Lass die Creme erst einmal abkühlen. Danach kannst Du Deine Hände so oft wie nötig damit verwöhnen.

UNSERE ZUTATEN UND IHRE VERSTECKTEN SUPERKRÄFTE

Kakaobutter verbessert die Elastizität der Haut und beschleunigt den Prozess der Kollagenproduktion. Sheabutter eignet sich wegen ihrer wundheilenden, entzündungshemmenden Eigenschaften besonders gut für diese Creme. Kokosöl wirkt feuchtigkeitsspendend und ätherisches Neroliöl pflegt trockene Haut. Jasmin-Absolue ist pflegend und heilsam. Pflanzliches Glycerin wirkt hydratisierend; Bienenwachs heilt und spendet Feuchtigkeit.

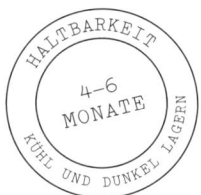

HALTBARKEIT
4–6 MONATE
KÜHL UND DUNKEL LAGERN

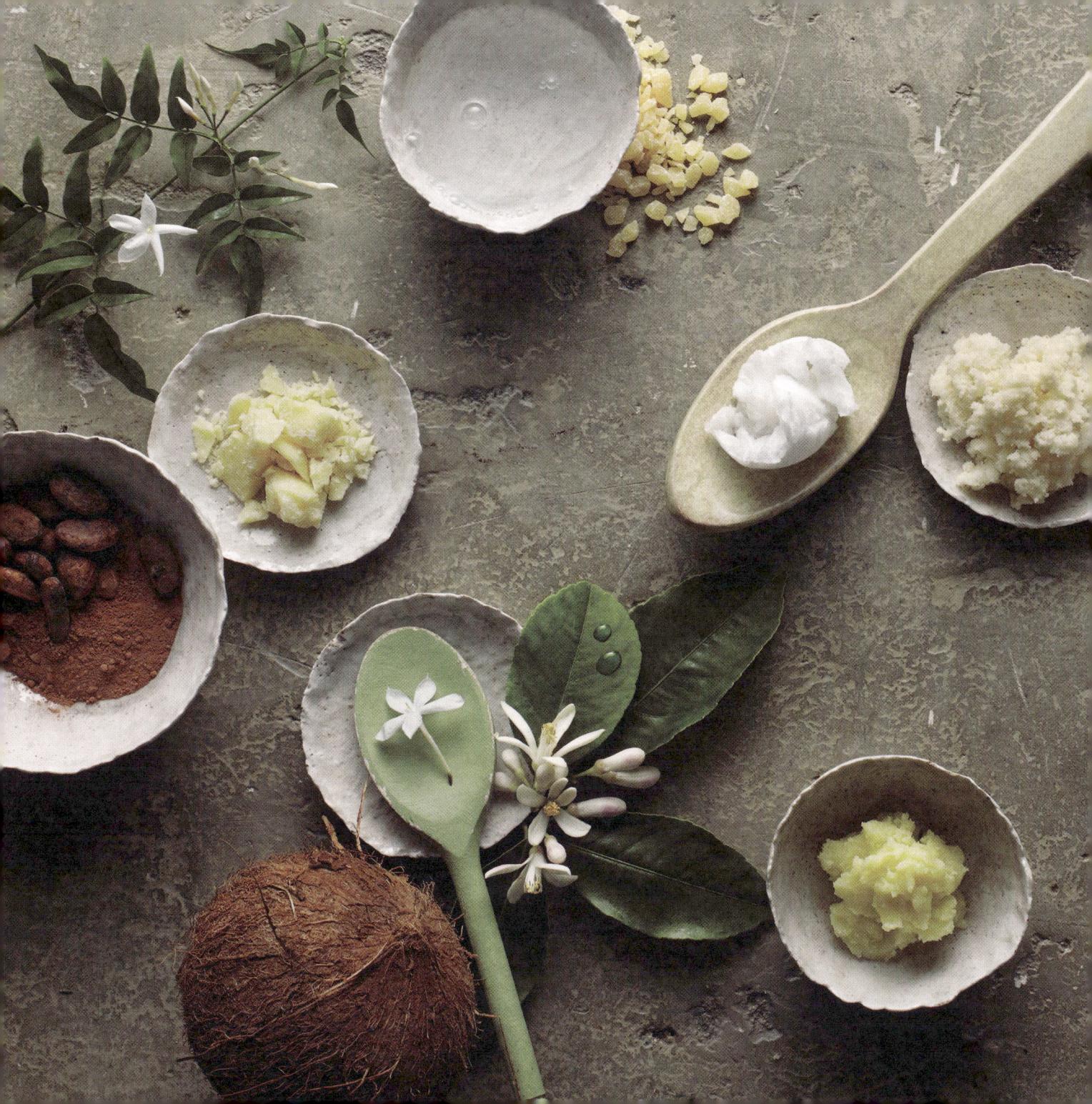

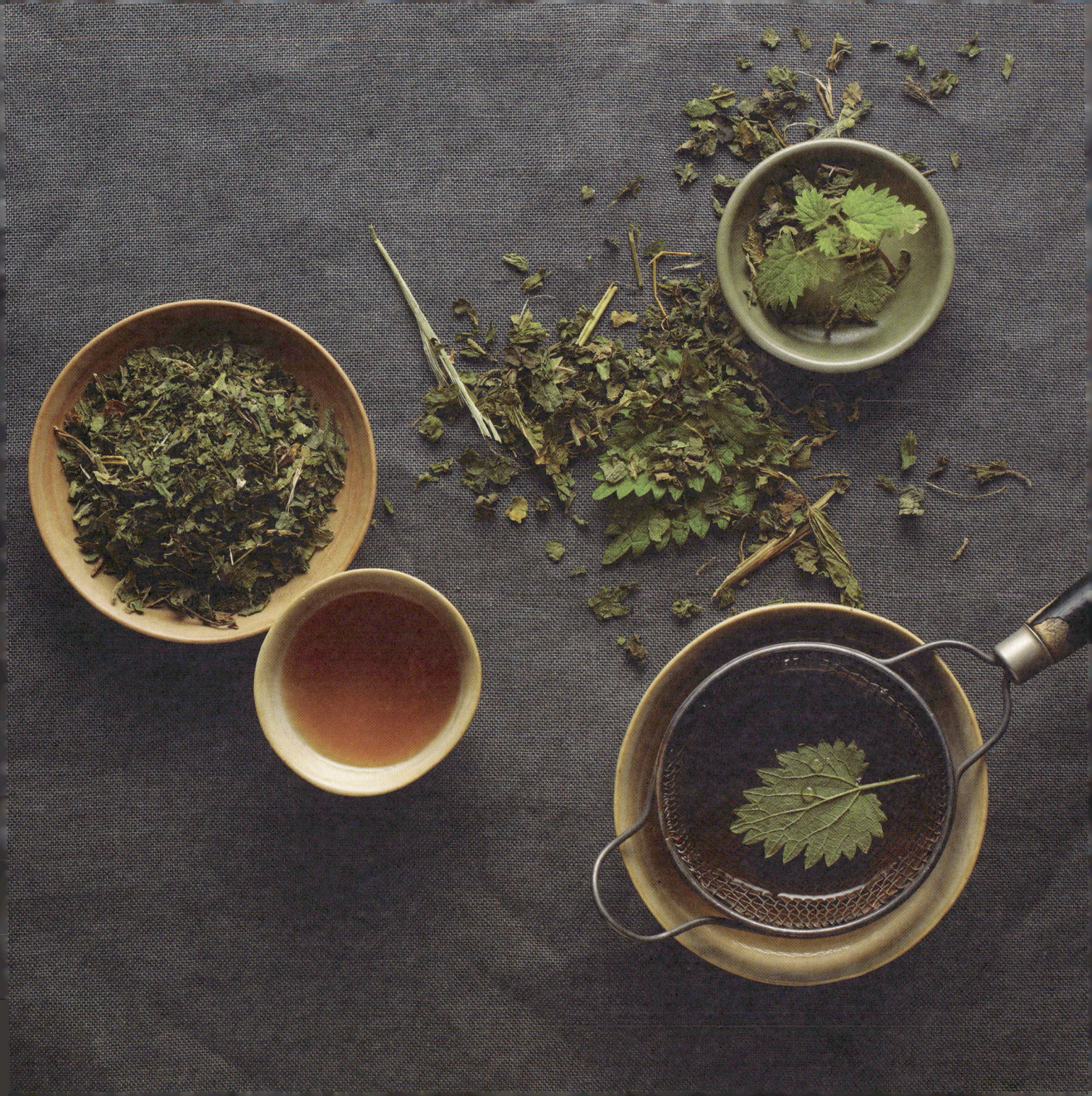

BRENNNESSEL-HAARSPÜLUNG FÜR KRAFT UND BALANCE

Diese Spülung wird nicht stechen und nicht beißen, stattdessen beruhigt, nährt und pflegt sie Deine Haare und Deine Kopfhaut durch natürliche Kraft. Brennnesselwasser gemischt mit rohem Apfelessig ist eine wunderbare und unglaublich heilende Kombination.

– KARIN

MAN NEHME

4 TL Brennnesselblätter

500 ml kochendes Wasser

2 EL rohen Apfelessig

LOS GEHT'S

Gieße das kochende Wasser auf die Brennnesselblätter, decke sie zu und lass sie dann 15 Minuten lang ziehen.

Siebe die Flüssigkeit ab, lasse alles abkühlen und gib dann den Essig hinzu. Spüle Dein Haar nach dem Waschen mehrmals mit dieser Mischung durch und massiere sie sanft in die Kopfhaut ein. Hinterher ausspülen ist nicht nötig.

UNSERE ZUTATEN UND IHRE VERSTECKTEN SUPERKRÄFTE

Brennnesseln enthalten viele Vitamine und Mineralien, die die Haarwurzeln kräftigen, die Durchblutung anregen, eine Wohltat für die juckende Kopfhaut sind und das Haarwachstum anregen. Außerdem wirken sie stark entgiftend. Roher Apfelessig ist antibakteriell, antimykotisch, klärend, reinigend und eine natürliche Haarspülung. Er stellt auch den pH-Wert der Kopfhaut wieder her, was wichtig ist, da die häufige Verwendung ungesunder Produkte zu einem Ungleichgewicht führen kann.

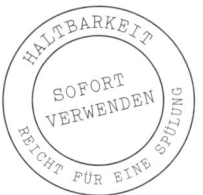

HALTBARKEIT
SOFORT VERWENDEN
REICHT FÜR EINE SPÜLUNG

MEERSALZ-KÖRPERPEELING FÜR EIN STRANDTAG-GEFÜHL

Nichts gibt der Haut ein so wohlig-weiches Gefühl wie ein Tag am Strand mit Sonne und salzigem Meerwasser. Wenn Du Dich nach diesem Gefühl sehnst, aber gerade kein karibischer Strand um die Ecke liegt, verpasst dieses Peeling Deiner Haut eine urlaubsgleiche Ausstrahlung, natürlich ohne die Bräune, aber ist ja auch viel gesünder!

– NICI

MAN NEHME

1 EL Kokosöl

2 EL Avocadoöl

3 EL Meersalz

10 Tropfen ätherisches Pfefferminzöl

5 Tropfen ätherisches Eukalyptusöl

3 Tropfen ätherisches Zitronenöl

3 Tropfen ätherisches Salbeiöl (während der Schwangerschaft bitte nicht benutzen)

LOS GEHT'S

Zuerst lässt Du das Kokosöl über einem Wasserbad schmelzen. Sobald es weich geworden ist, nimmst Du es vom Herd und rührst das Avocadoöl dazu. Dann lässt Du die Mischung abkühlen.

Anschließend gibst Du das Meersalz hinzu und tröpfelst die ätherischen Öle nach und nach hinein. Rühr gut um. Dann gibst Du alles in einen Glasbehälter und lagerst das Peeling an einem kühlen Ort. Benutze Dieses Körperpeeling einmal pro Woche. Spüle das Peeling hinterher immer sorgfältig ab.

UNSERE ZUTATEN UND IHRE VERSTECKTEN SUPERKRÄFTE

Kokosöl wirkt unglaublich feuchtigkeitsspendend und pflegend. Avocadoöl enthält viele Protein und Fette, die Haut und Haare stärken und mit Feuchtigkeit versorgen. Es ist ideal für trockene Haut und außerdem reich an Vitamin C, E und K, nicht zu vergessen Magnesium und Kalium. Meersalz wirkt desinfizierend und enthält viele Mineralien. Ätherisches Pfefferminzöl verbessert die Konzentration und gibt Energie. Eukalyptusöl wirkt anregend und allgemein reinigend auf den Organismus. Ätherisches Salbeiöl wirkt stimulierend, belebend, schweißhemmend, antibakteriell, antiviral, antimykotisch, wundheilend und hauterneuernd. Zitronenöl wirkt reinigend und enthält eine Menge Vitamin C.

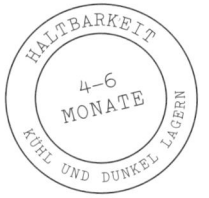

HALTBARKEIT
4–6 MONATE
KÜHL UND DUNKEL LAGERN

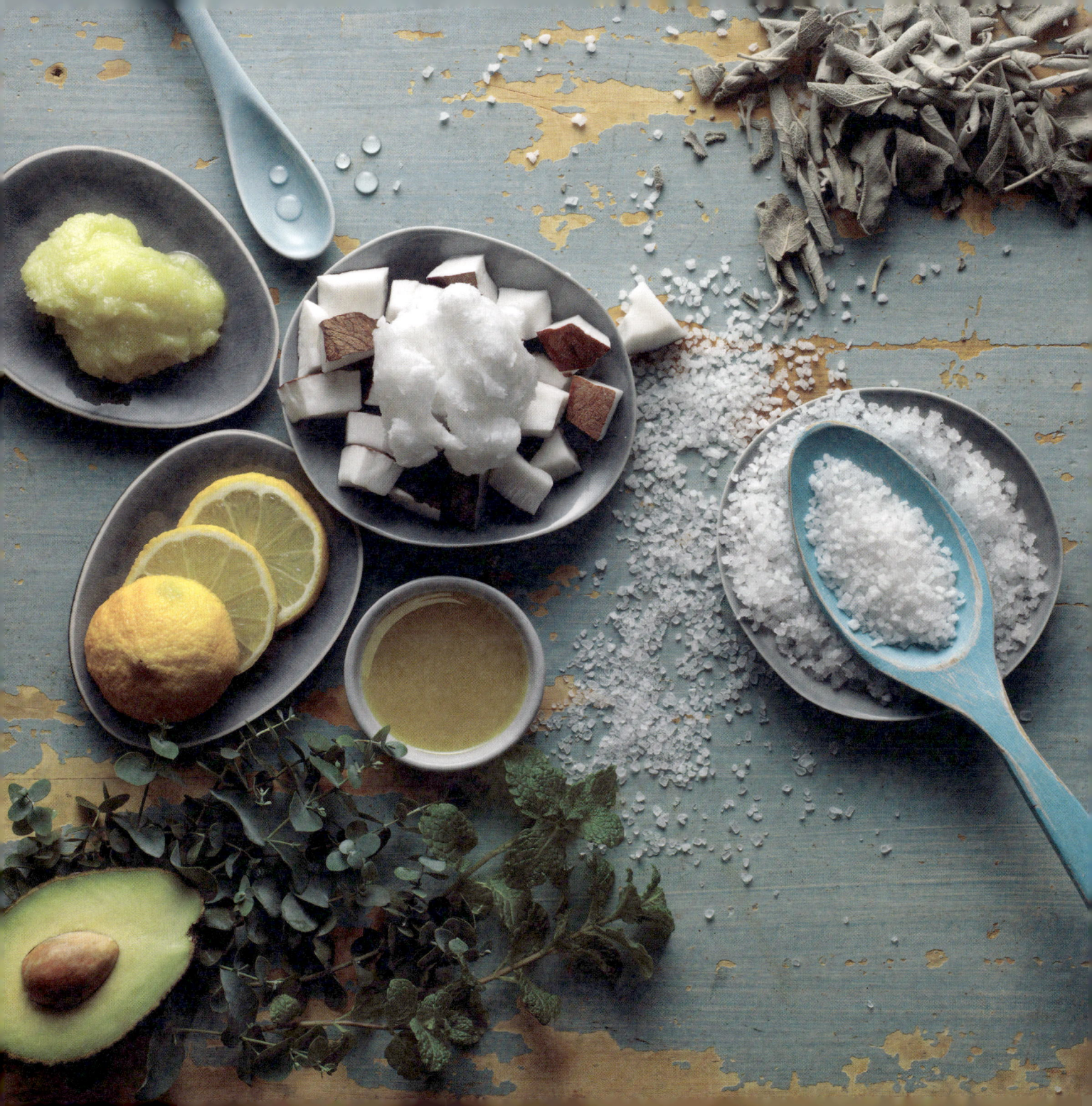

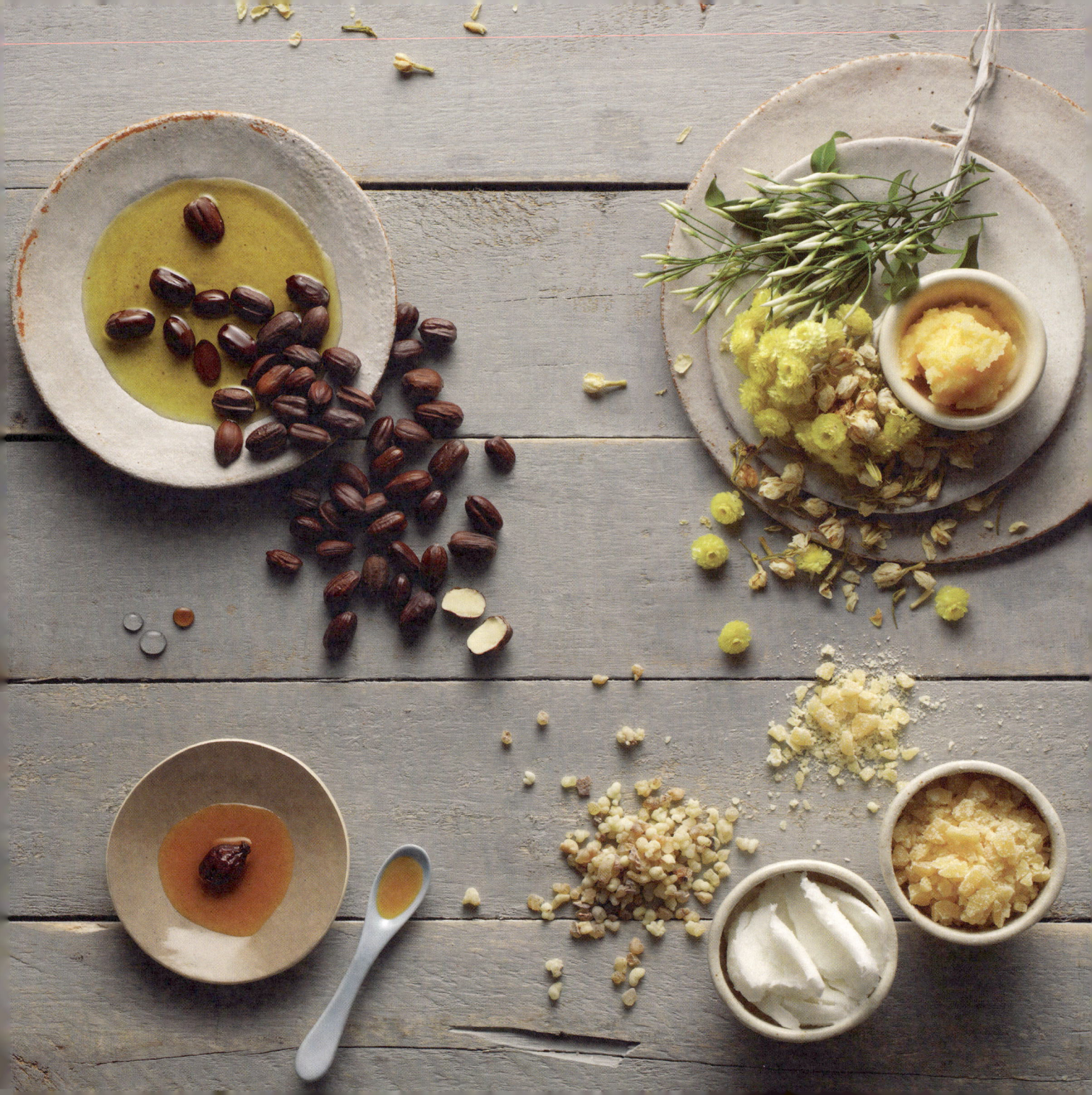

TRAUMHAFTE GESICHTS-CREME

Schon im Altertum wurden Sheabutter und Jojobaöl für ihre hautheilenden und feuchtigkeitsspendenden Eigenschaften geschätzt. Die kalt gepressten Öle dieser Superfrüchte bilden die Grundlage unserer Gesichtscreme. Wir haben sie mit einigen etwas ausgefalleneren Zutaten gemixt und der Geruch ist unwiderstehlich!

– KARIN

MAN NEHME

1 EL Bienenwachs

1 EL Sheabutter

2½ EL Jojobaöl

2 TL Hagebuttenöl

10 Tropfen ätherisches Weihrauchöl

4 Tropfen ätherisches Immortelleöl

2 Tropfen Jasmin-Absolue

LOS GEHT'S

Bring das Bienenwachs auf schwacher Hitze über einem Wasserbad zum Schmelzen, bis es flüssig ist. Dann erhitzt Du die Sheabutter in einer weiteren Schüssel, ebenfalls über einem Wasserbad. Anschließend gib das Jojoba- und Hagebuttenöl hinzu, rühre vorsichtig um und achte darauf, dass die Mischung nicht zu heiß wird. Sobald das Bienenwachs geschmolzen ist und beide Flüssigkeiten eine ähnliche Temperatur haben, nimmst Du die Zutaten von der Hitzequelle und mischst die Öle mit dem Wachs. Rühre gut um, bis die Creme etwas abgekühlt ist und milchig wird. Jetzt tröpfelst Du die ätherischen Öle und das Jasmin-Absolue hinzu. Fülle die Creme in kleine Gefäße.

UNSERE ZUTATEN UND IHRE VERSTECKTEN SUPERKRÄFTE

Bienenwachs ist nicht nur ein natürlicher Emulgator und Konservierungsstoff, sondern hat auch heilende und feuchtigkeitsspendende Eigenschaften. Sheabutter ist entzündungshemmend, feuchtigkeitsspendend und wundheilend. Jojobaöl befreit die Poren, ist entzündungshemmend, antibakteriell, wundheilend und reich an Vitamin E. Hagebuttenöl wirkt entgiftend und hydratisierend und hat heilende Eigenschaften. Ätherisches Weihrauch- und Immortelleöl unterstützen das Wachstum neuer Hautzellen, sind wundheilend, entzündungshemmend, antibakteriell und antiviral. Jasmin-Absolue pflegt und heilt.

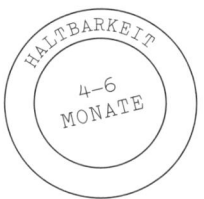

HALTBARKEIT 4–6 MONATE

WUNDERMASKE FÜR WÜSTEN-TROCKENES HAAR

Die Vorstellung, Dir Avocado in die Haare zu massieren, klingt vielleicht etwas extrem. Aber vielleicht hättest Du Dir das überlegen sollen, bevor Du dachtest, es wäre eine gute Idee, Deine Haare erst weiß zu blondieren, sie dann pastellrosa färben zu lassen, um sie dann wieder zu entfärben und als Nächstes den Spitzen einen zarten Mint-Ton zu verpassen. Mit »Du« meine ich übrigens mich. Aber kein Problem – nichts soll uns von Haar-Experimenten stoppen, da sich mit einer proteinreichen Pflege alles wieder reparieren lässt!

– NICI

MAN NEHME

½ Avocado

3 EL Kokosöl

2 EL Avocadoöl

15 Tropfen ätherisches Rosmarinöl

LOS GEHT'S

Lass das Kokosöl über einem Wasserbad schmelzen. Sobald es flüssig ist, nimmst Du es vom Herd und gießt das Avocadoöl hinzu.

Als Nächstes mischst Du die zerdrückte Avocado dazu. Sobald alles glatt und geschmeidig ist, tröpfelst Du vorsichtig das ätherische Öl hinein.

Gib die Haarmaske einfach direkt auf die trockenen Haare, zieh eine Duschhaube darüber und wickle ein angewärmtes Handtuch herum. Und dann … warte! Die Wartezeit wird am besten dazu genutzt, Dir zukünftige Haarfarben auszudenken. Lass die Maske etwa 20 Minuten einwirken und kämm dann einzelne Abschnitte durch. Sobald sich Deine Mähne etwas gezähmter anfühlt, spülst Du die Maske gründlich aus.

UNSERE ZUTATEN UND IHRE VERSTECKTEN SUPERKRÄFTE

Avocado ist voller Proteine, Vitamin C, E und K und enthält Fette, die Dein Haar mit Nährstoffen versorgen. Kokosöl wirkt feuchtigkeitsspendend und pflegend. Ätherisches Rosmarinöl reguliert die Talgproduktion der Kopfhaut und fördert die Durchblutung.

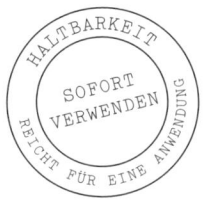

HALTBARKEIT
SOFORT VERWENDEN
REICHT FÜR EINE ANWENDUNG

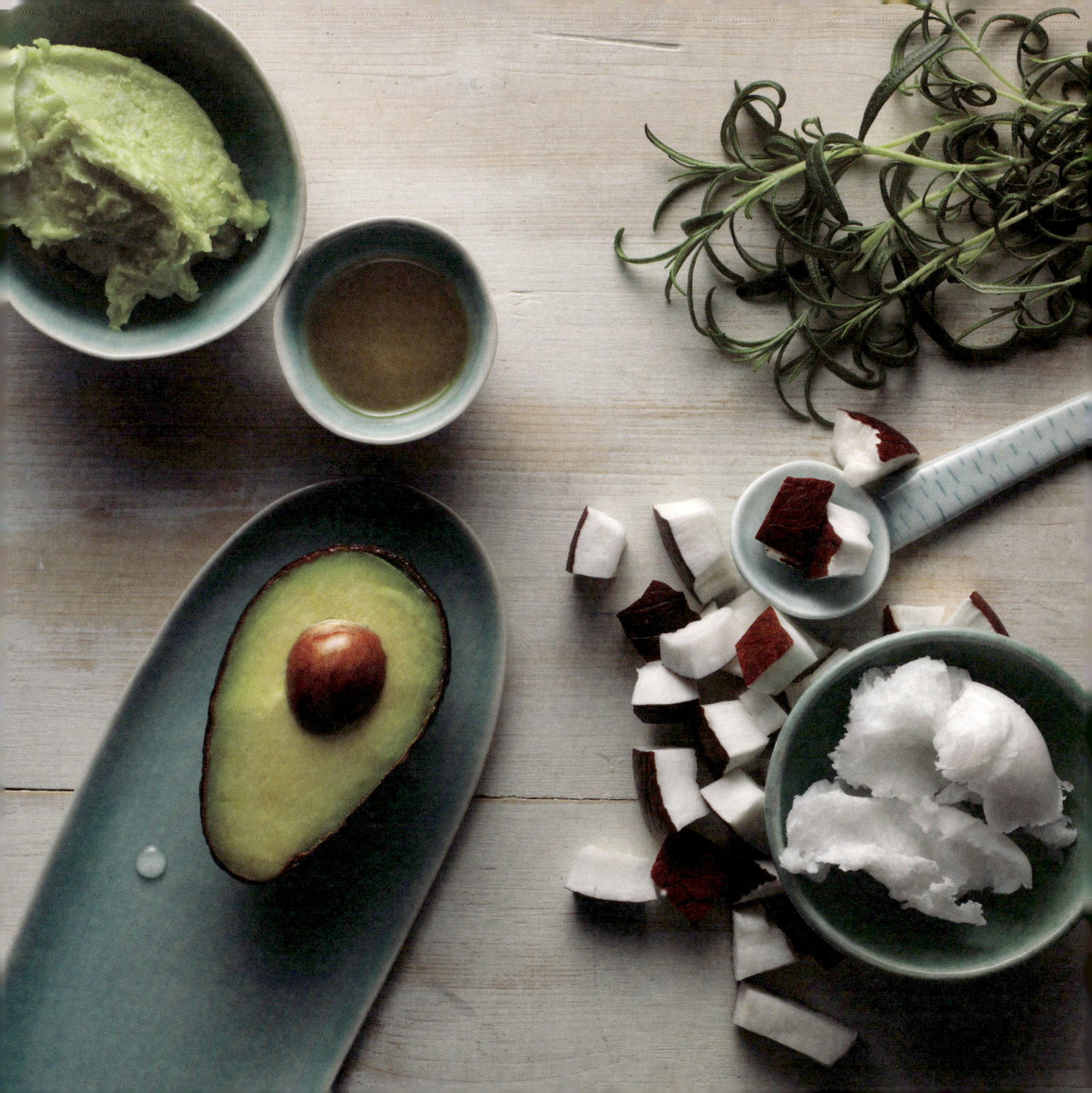

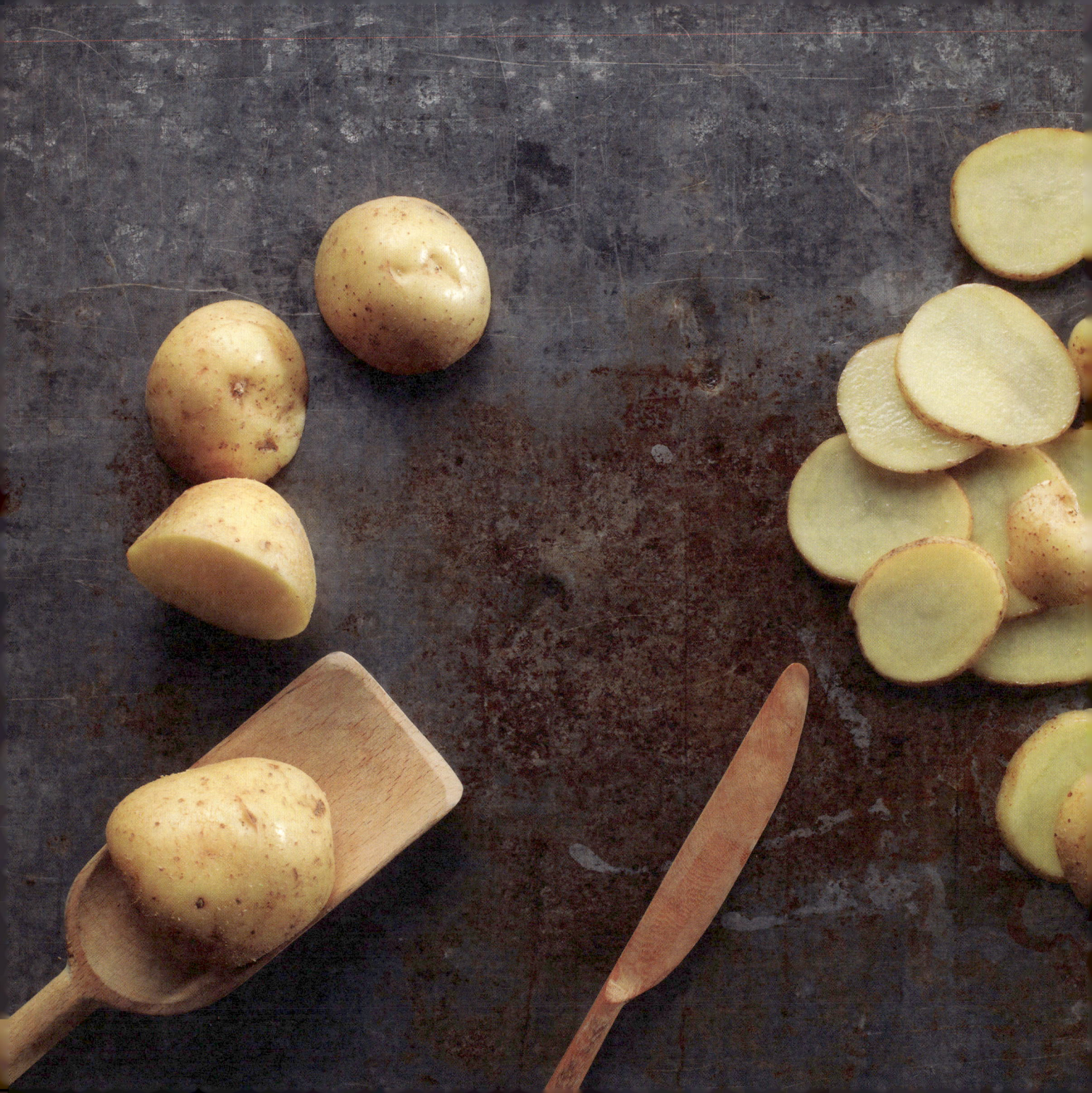

WOHLTUENDE KARTOFFEL-SCHEIBEN FÜR GESCHWOL-LENE AUGEN

Wir mögen sie gebraten oder gekocht, als Beilage oder Hauptgericht. Wer hätte gedacht, dass Kartoffeln auch roh zum Einsatz kommen können? Genau das Richtige bei geschwollenen Augen – bleibt nur die Frage: Mehlig oder speckig?

– KARIN

MAN NEHME

2 × 5 mm dicke Kartoffelscheiben

LOS GEHT'S

Leg Dir eine Kartoffelscheibe auf jedes Auge. 15 Minuten ruhen und dann die Augen mit warmem Wasser abspülen. 1–2 Mal pro Tag anwenden.

UNSERE ZUTATEN UND IHRE VERSTECKTEN SUPERKRÄFTE

Kartoffeln sind entzündungshemmend, entgiftend, antiseptisch und haben beruhigende, porenbefreiende Eigenschaften. Sie enthalten sehr viel Kalium sowie Vitamin B und C, Kalzium und Eisen.

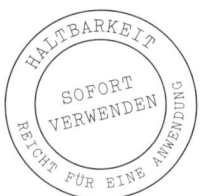

HALTBARKEIT
SOFORT VERWENDEN
REICHT FÜR EINE ANWENDUNG

FESTES PARFÜMWACHS

Ist dieses Parfüm so großartig, weil es so umwerfend riecht oder weil es fest ist? Du entscheidest! Dank der wachsartigen Konsistenz kannst Du das Parfüm in absolut winzige Behälter füllen und selbst in der kleinsten Tasche mit Dir herumtragen, stets zum Auffrischen bereit.

– NICI

MAN NEHME

1 EL Bienenwachs

1 EL Kokosöl

7 Tropfen Rosen-Absolue

7 Tropfen ätherisches Zedernholzöl

7 Tropfen ätherisches Bergamotteöl

5 Tropfen Jasmin-Absolue

2 Tropfen ätherisches Schwarzpfefferöl

LOS GEHT'S

Erhitze das Bienenwachs über einem Wasserbad. Wenn es fast geschmolzen ist, gib das Kokosöl hinzu. Rühr dann vorsichtig um, bis sich beides zu einer glatten Flüssigkeit verbunden hat.

Vom Wasserbad nehmen und vorsichtig die ätherischen Öle einrühren, eins nach dem anderen. Bevor das Parfüm fest wird, füllst Du es in die Gefäße deiner Wahl. Das Parfüm einfach nach Bedarf auftragen – und den herrlichen Duft genießen.

UNSERE ZUTATEN UND IHRE VERSTECKTEN SUPERKRÄFTE

Bienenwachs ist feuchtigkeitsspendend und auch Kokosöl hat fantastische feuchtigkeitsspendende und pflegende Eigenschaften. Außerdem riecht es wunderbar – ein perfekter Beitrag zum Duft dieses Parfüms. Die Herznote, Rosen-Absolue, gibt diesem Parfüm einen wunderschönen blumigen Akzent. Jasmin-Absolue wirkt erfrischend und entspannend auf Geist und Seele, was es in der Welt der Düfte zu einer beliebten Zutat macht. Ätherisches Zedernholzöl ist eine Basisnote für gute Laune. Die Kopfnote, ätherisches Bergamotteöl, wirkt sowohl entspannend als auch aufmunternd und wird häufig für Eau de Cologne verwendet. Die mittlere Note ist ätherisches Schwarzpfefferöl, das überraschend frisch, würzig und holzig daherkommt und dem Duft buchstäblich Pfeffer gibt.

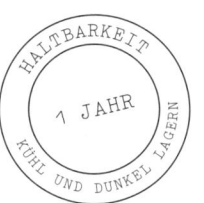

HALTBARKEIT
1 JAHR
KÜHL UND DUNKEL LAGERN

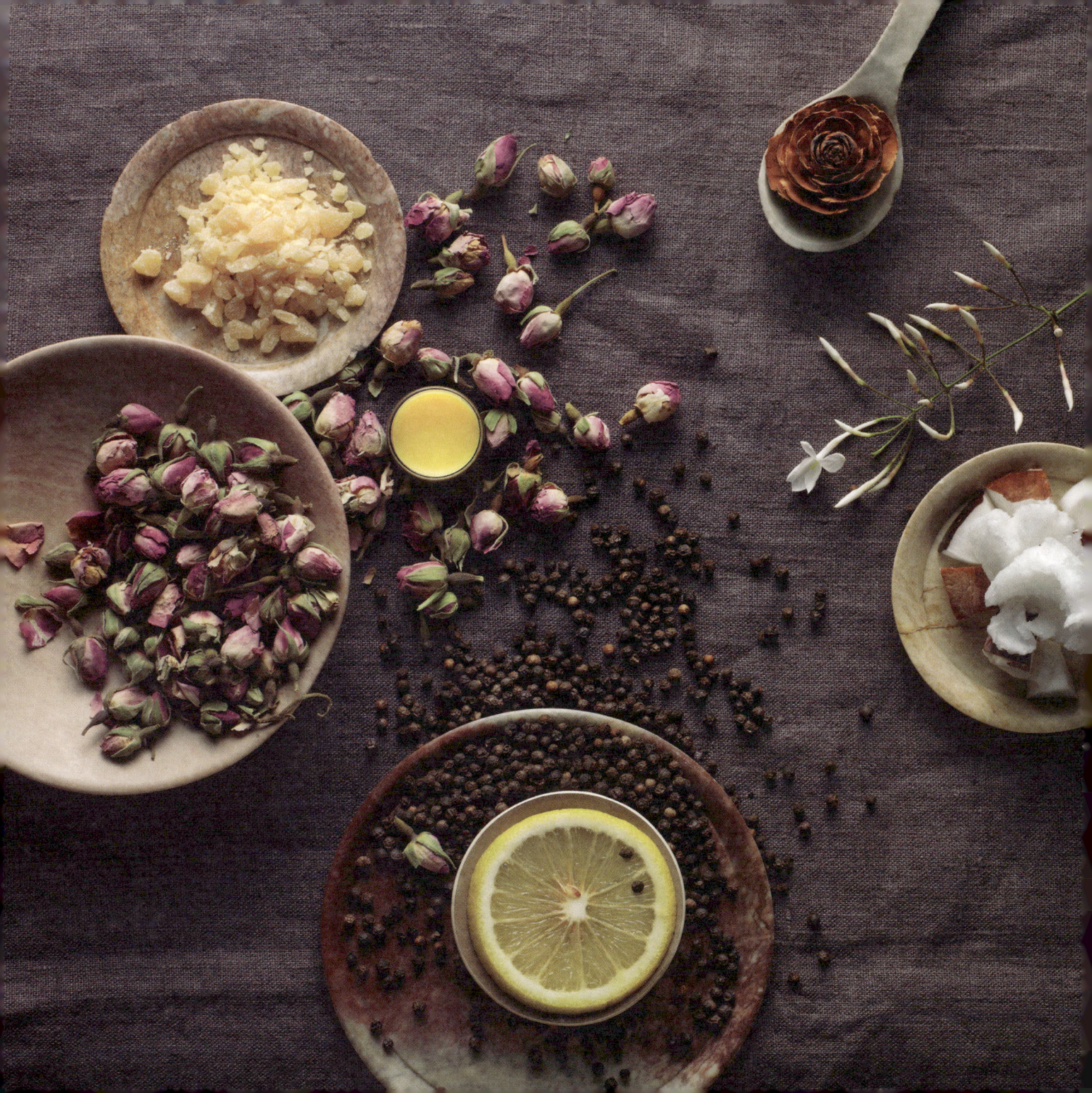

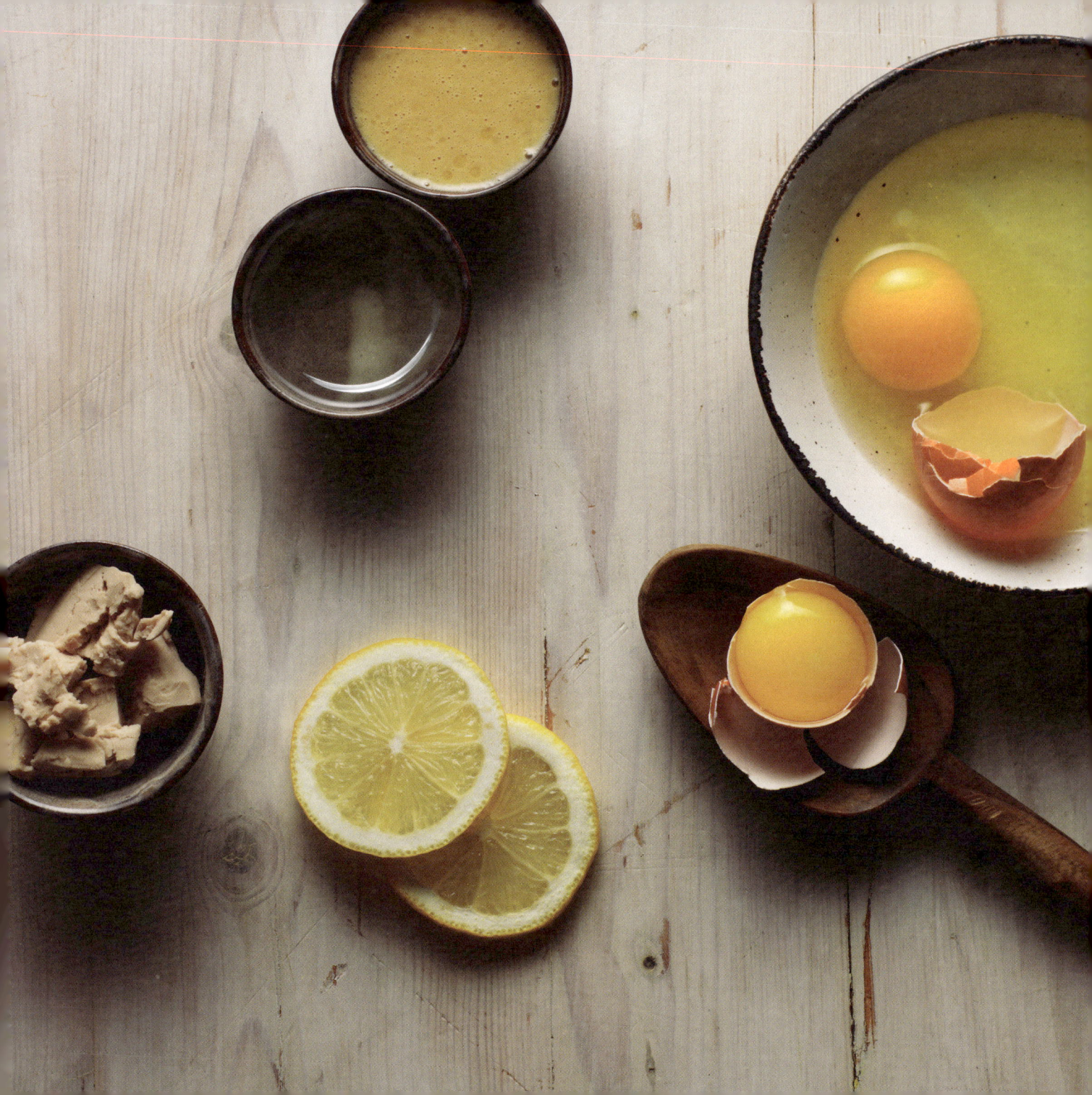

HAARMASKE FÜR STRAPAZIERTE HAARE

MAN NEHME

3–4 EL Rizinusöl

2 Eigelb

45 g frische Hefe

Saft von einer Zitrone

Eigelb, eine Zutat, von der Du nie genug kriegen wirst, wenn Du Deinen stumpfen Haaren erst einmal neues Leben eingehaucht hast! Diese Haarmaske hat die wohl ungewöhnlichste Zusammenstellung von Zutaten, aber die klebrige Masse ist unglaublich pflegend, macht die Haare glänzend und verleiht ihnen volle Schwungkraft.

– KARIN

LOS GEHT'S

Zuerst vermischst Du das Rizinusöl mit dem Eigelb. Dann gibst Du Hefe und Zitronensaft hinzu und rührst alles gut zusammen, bis eine glatte Masse entsteht.

Anschließend massierst Du die Maske sanft und gründlich ins trockene, ungewaschene Haar ein und lässt sie 20–30 Minuten unter einer Duschhaube und einem Handtuch einwirken.

Dann spülst Du alles mit lauwarmem Wasser aus und wäschst Deine Haare mit einem milden Shampoo.

UNSERE ZUTATEN UND IHRE VERSTECKTEN SUPERKRÄFTE

Rizinusöl reinigt, klärt und regt die Produktion von Kollagen an, während es tief in die Haut eindringt. Eigelb ist voller Proteine, Vitamine und Mineralien. Hefe enthält viele Mineralien, Spurenelemente und Vitamine. Zitrone ist reinigend, voller Vitamin C und Flavonoide und hat antibakterielle, antivirale und entzündungshemmende Eigenschaften.

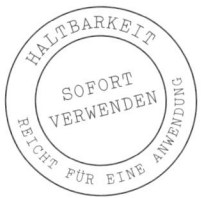

HALTBARKEIT
SOFORT VERWENDEN
REICHT FÜR EINE ANWENDUNG

KÜHLENDES FUSSBAD FÜR SCHMERZENDE FÜSSE

Es ist Sommer, brütend heiß und aus irgendeinem unfairen Grund bist Du nicht am Strand, was eindeutig beweist, dass irgendein Plan höherer Ordnung schrecklich schiefgelaufen sein muss. Zeit für ein erfrischendes Fußbad, das auch dann Wunder wirkt, wenn Du Dir die Füße in High Heels wundgetanzt hast. Dieses Fußbad ist so erfrischend und gleichzeitig auch noch wundheilend, eine echte Wohltat für müde, wunde Füße.

– NICI

MAN NEHME

3 l Wasser

1 Handvoll frische Thymianblätter

1 Handvoll frische Pfefferminzblätter

1 kleines Stück Ingwer (ca. 2,5 cm), geschält und gehackt

LOS GEHT'S

Bring das Wasser in einem großen Topf zum Kochen. Gib die Kräuter und den Ingwer hinzu und lasse alles ein paar Minuten lang köcheln. Nimm den Topf vom Herd und lass die Mischung zwei Stunden lang ziehen.

Gieße die Flüssigkeit durch ein Sieb in eine Wanne oder große Schüssel, in der Deine Füße bequem Platz haben, damit Du sie dann 20 selige Minuten lang einweichen lassen kannst. Dabei machst Du es Dir in einem gemütlichen Sessel bequem (das ist wichtig). Wenn die Zeit um ist, trockne Deine Füße behutsam ab und trag eine leichte Creme auf (wie die auf S. 80). Und jetzt: Füße hoch!

UNSERE ZUTATEN UND IHRE VERSTECKTEN SUPERKRÄFTE

Thymian hat beruhigende, wundheilende Eigenschaften. Pfefferminze wirkt nicht nur antibakteriell und antiviral, sondern auch entzündungshemmend und kühlend, regt zudem noch die Durchblutung an und wirkt entgiftend. Ingwer regt ebenfalls die Durchblutung an.

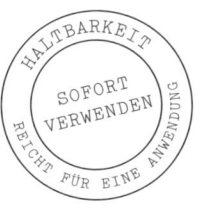

HALTBARKEIT
SOFORT VERWENDEN
REICHT FÜR EINE ANWENDUNG

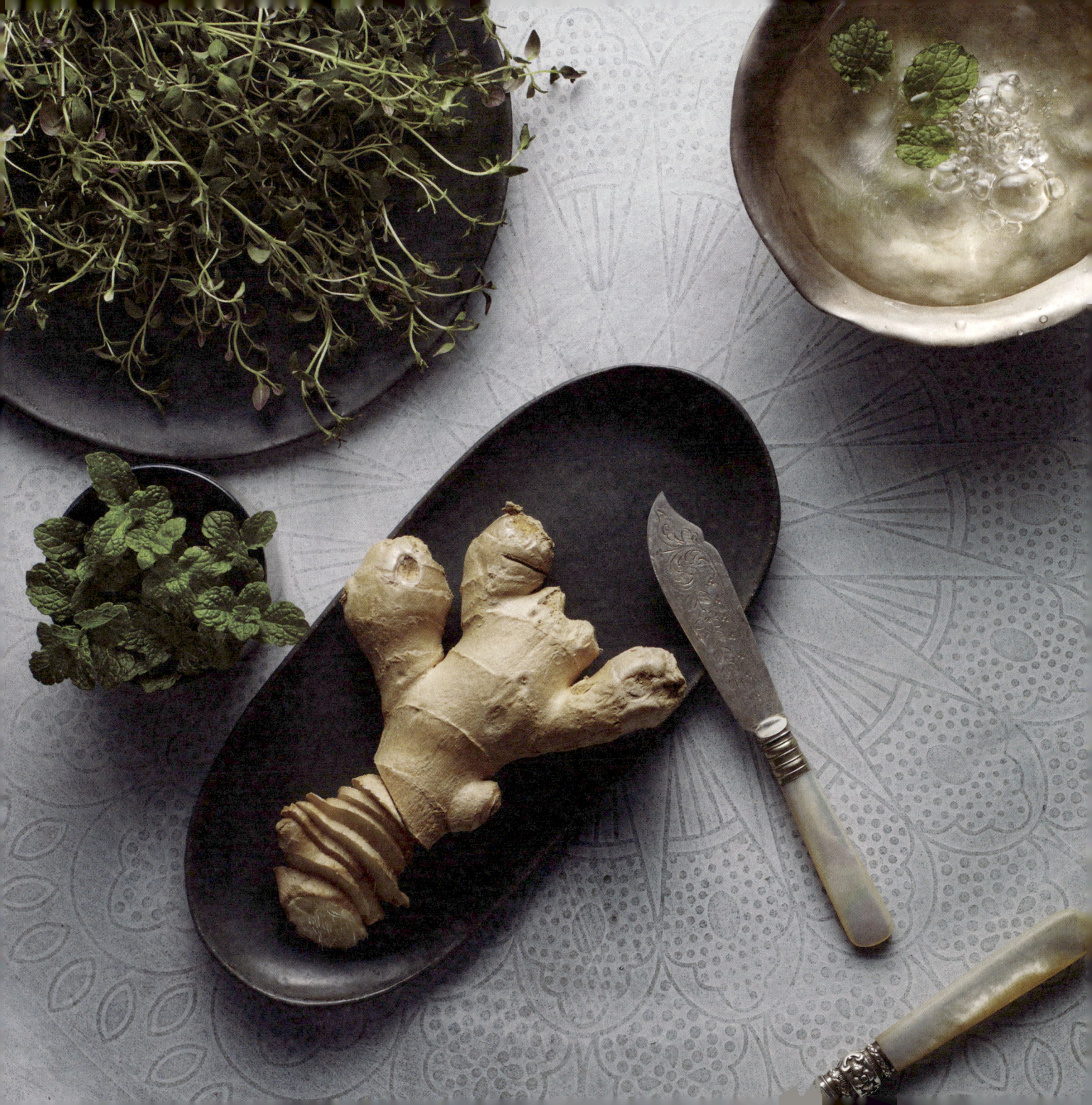

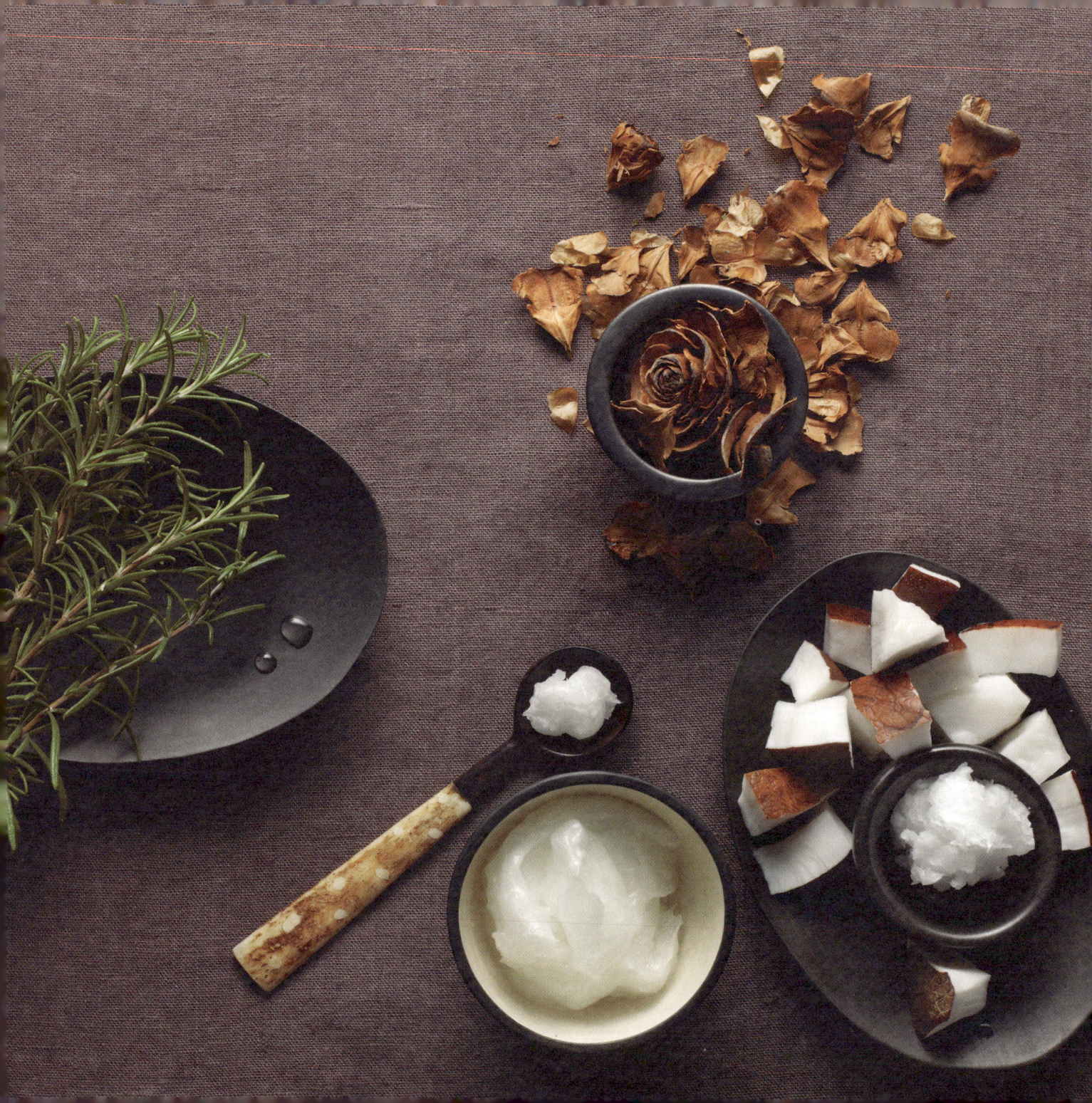

REGENERIEREN-DER KOKOSÖL-BALSAM FÜR DIE KOPFHAUT

Die Heilkräfte von Kokosöl sind viel zu lange unterschätzt worden. Dieses Rezept behandelt Schuppen und lindert Juckreiz der Kopfhaut. Das Elixier wirkt zweifach, wenn Du die wunderbare Ölmischung mit einem Kamm in die Haarlängen ziehst und so verlorene Elastizität wiedererweckst.

– KARIN

MAN NEHME

3 EL Kokosöl

8 Tropfen ätherisches Rosmarinöl

8 Tropfen ätherisches Zedernholzöl

LOS GEHT'S

Vermische das Kokosöl und die ätherischen Öle, rühr gut um und bewahre die Mischung in einem Glasbehälter auf.

Massiere den Balsam behutsam in die trockene Kopfhaut ein. Wickle anschließend ein Handtuch um Deinen Kopf oder setze eine Duschhaube auf.

Für noch mehr Wirkung kannst Du den Balsam auch mit dem Kamm im Haar verteilen, um es zusätzlich zu pflegen und mit Feuchtigkeit zu versorgen.

Entspanne Dich 30–60 Minuten lang oder lasse den Balsam über Nacht einwirken. Wasche Deine Haare anschließend mit einem milden Shampoo.

UNSERE ZUTATEN UND IHRE VERSTECKTEN SUPERKRÄFTE

Kokosöl ist sehr pflegend und feuchtigkeitsspendend und hat antimikrobielle, antimykotische, antibakterielle und entzündungshemmende Eigenschaften. Ätherisches Rosmarinöl ist antibakteriell, antiviral, reguliert die Talgproduktion Deiner Kopfhaut und regt die Durchblutung an. Ätherisches Zedernholzöl ist wundheilend und pflegt Narbengewebe, wirkt regenerierend, schmerzlindernd, antibakteriell, antimykotisch und entzündungshemmend.

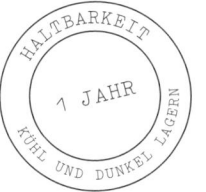

HALTBARKEIT
1 JAHR
KÜHL UND DUNKEL LAGERN

KÖRPERCREME MIT URLAUBSDUFT

Man nehme einen Orangenhain, etwas mediterranen Sonnenschein und gebe etwas seidige Softness hinzu. Und voilà — fertig ist die perfekte Körperlotion mit Urlaubsduft.

– NICI

MAN NEHME

½ EL Bienenwachs

1 EL Sheabutter

1 EL Kokosöl

2 EL Jojobaöl

12 Tropfen ätherisches Bergamotteöl

7 Tropfen ätherisches Neroliöl

7 Tropfen Jasmin-Absolue

LOS GEHT'S

Zuerst erwärmst Du das Bienenwachs und die Sheabutter über einem Wasserbad. Wenn beide Zutaten fast geschmolzen sind, rührst Du das Kokosöl unter. Nimm den Behälter vom Herd, sobald sich das Wachs, die Butter und das Öl zu einer glatten Flüssigkeit verbunden haben.

Jetzt rührst Du vorsichtig das Jojobaöl unter. Gib zuletzt alle ätherischen Öle dazu, während die Mischung abkühlt. Vermisch alles gut miteinander, bis die Creme glatt und geschmeidig ist.

Wir hoffen, dass Du Dich immer zurück in Deinen Urlaub versetzt fühlst, wenn Du diese Körpercreme benutzt, und dass Dich der Duft in einen sonnendurchfluteten Orangenhain befördert.

UNSERE ZUTATEN UND IHRE VERSTECKTEN SUPERKRÄFTE

Bienenwachs schützt die Haut und spendet Feuchtigkeit. Sheabutter ist wundheilend und feuchtigkeitsspendend und unterstützt die Selbstheilungskräfte der Haut. Kokosöl hat absolut feuchtigkeitsspendende und pflegende Eigenschaften. Jojobaöl eignet sich wunderbar, um die Feuchtigkeit in der Haut zu halten – und es bietet sogar natürlichen Sonnenschutz, allerdings nur Faktor 4 (also wirst Du immer noch eine zusätzliche Sonnencreme brauchen). Zusätzlich zu ihrem wunderschönen Duft haben die ätherischen Öle weitere wichtige Eigenschaften: Bergamotte hält die Haut gesund, Neroli pflegt trockene Haut und Jasmin-Absolue ist pflegend und heilsam.

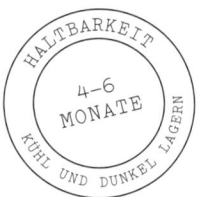

HALTBARKEIT
4–6 MONATE
KÜHL UND DUNKEL LAGERN

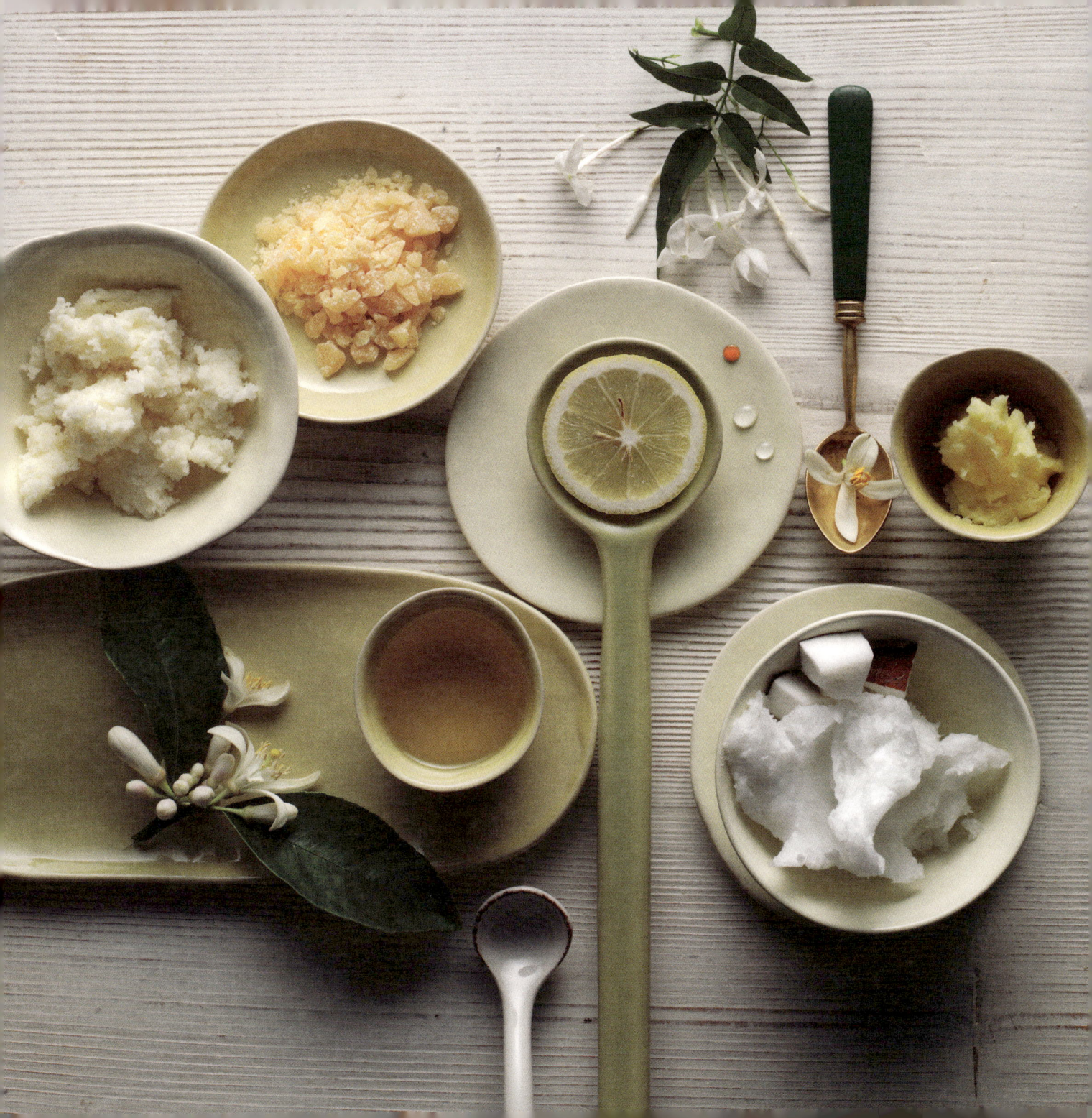

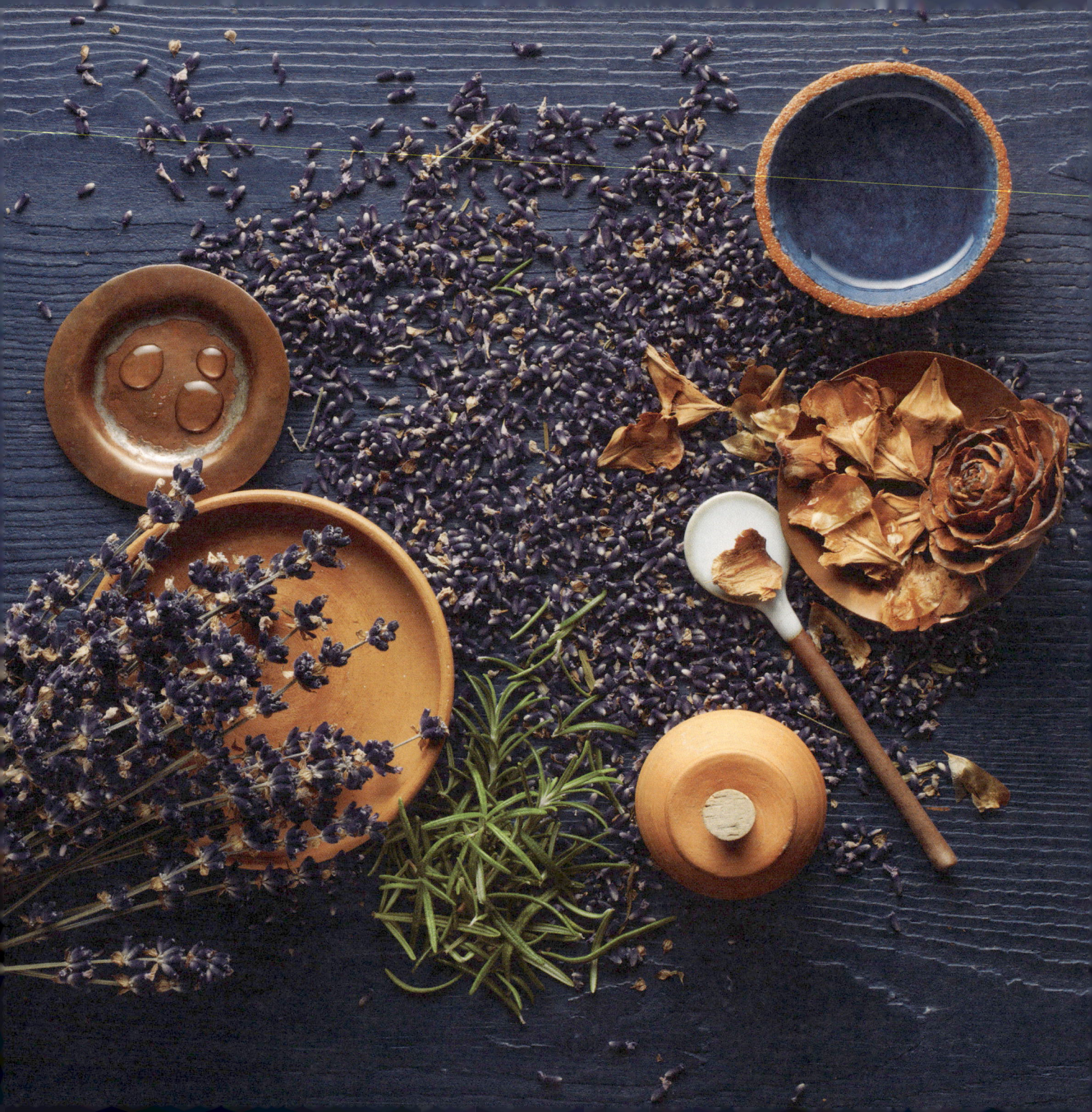

PFLEGENDES HAARÖL

Arganöl war eines der am sorgfältigsten bewahrten Geheimnisse Nordafrikas. Das mysteriöse Öl hat erst vor Kurzem seinen Weg in andere Teile der Welt gefunden. Durch seine hervorragenden Eigenschaften pflegt es Deine Haare und verbessert ihre Struktur. Vielleicht werden Deine Haare nicht ganz so kräftig wie die von Rapunzel, doch bei geschädigter und kolorierter Mähne wird dieses Öl Wunder wirken.

– KARIN

MAN NEHME

2 EL Arganöl

3 Tropfen ätherisches Rosmarinöl

3 Tropfen ätherisches Zedernholzöl

3 Tropfen ätherisches Lavendelöl

LOS GEHT'S

Gieße das Arganöl in eine kleine Flasche und gib die ätherischen Öle hinzu, dann schüttle die Flasche kräftig. Gib nach dem Waschen eine winzige Menge auf die feuchten Haarspitzen, um die trockenen Enden mit Feuchtigkeit zu versorgen.

Du kannst die Mixtur auch als intensives Pflegeöl verwenden, um Deine Haare wieder zum Glänzen zu bringen. Massiere das Öl dazu einfach in die trockenen und stumpfen Haare ein, lasse es 15–20 Minuten einwirken und wasche es dann aus.

UNSERE ZUTATEN UND IHRE VERSTECKTEN SUPERKRÄFTE

Arganöl spendet enorm viel Feuchtigkeit, wirkt pflegend und enthält jede Menge Antioxidantien, außerdem Vitamin A und E. Es stimuliert die Zellaktivität und regt die Durchblutung an. Rosmarinöl ist antibakteriell und antiviral, reguliert die Talgproduktion der Kopfhaut und fördert die Durchblutung. Ätherisches Zedernholzöl ist wund- und narbenheilend, regenerierend, schmerzlindernd, antibakteriell, antimykotisch und entzündungshemmend. Ätherisches Lavendelöl hat entzündungshemmende, antibakterielle, antivirale, antimykotische, schmerzlindernde und hautberuhigende Kräfte und hilft, Wunden zu heilen und vernarbte Haut zu pflegen.

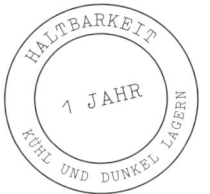

HALTBARKEIT
1 JAHR
KÜHL UND DUNKEL LAGERN

REGENERATIVE NAGELHAUT-BUTTER

Flinke Hände, die es gewohnt sind zu kreieren, zu reparieren und zu gestalten oder die einfach vom niederträchtigen Dämon der trockenen Hände heimgesucht werden, brauchen etwas zusätzliche Pflege für die Nagelhaut, damit sie so gesund und gepflegt aussehen, wie Du es magst. Nicht verzagen: Dieses Rezept ist ein linderndes Wundermittel für alle, die hartnäckig trockene Haut haben.

– NICI

MAN NEHME

2 EL Sheabutter

1 EL Kokosöl

2 TL Honig

2 TL Arganöl

20 Tropfen Hagebuttenöl

10 Tropfen Rosen-Absolue

LOS GEHT'S

Erwärme die Sheabutter und das Kokosöl über einem Wasserbad. Rühr den Honig ein, während alles miteinander verschmilzt. Nimm es vom Herd und rühre das Arganöl hinein.

Tröpfle jetzt die ätherischen Öle hinzu. Warte dann, bis die Creme langsam abkühlt und beginnt, fest zu werden. Dann ist es Zeit, alles zu verquirlen – am besten geht das mit einem Handmixer. Rühre kräftig, bis die Creme sich zu einer leichten und gut streichbaren Konsistenz verdickt hat. Das war's auch schon – die ultimative Rettung für Deine Nagelhaut, wenn sie mal besondere Zuwendung braucht!

UNSERE ZUTATEN UND IHRE VERSTECKTEN SUPERKRÄFTE

Sheabutter ist entzündungshemmend und unterstützt die Selbstheilungskräfte der Haut, weshalb sie für diese Creme so perfekt geeignet ist. Das pflegende Kokosöl hat entzündungshemmende Eigenschaften. Honig ist wundheilend und antibakteriell, während Arganöl voller entgiftender Stoffe und Vitamin A und E steckt. Hagebuttenöl hilft, beschädigtes Hautgewebe zu regenerieren. Rosen-Absolue ist für seine verjüngenden Eigenschaften berühmt.

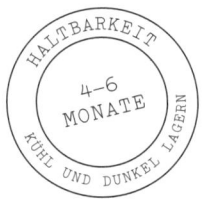

HALTBARKEIT
4–6 MONATE
KÜHL UND DUNKEL LAGERN

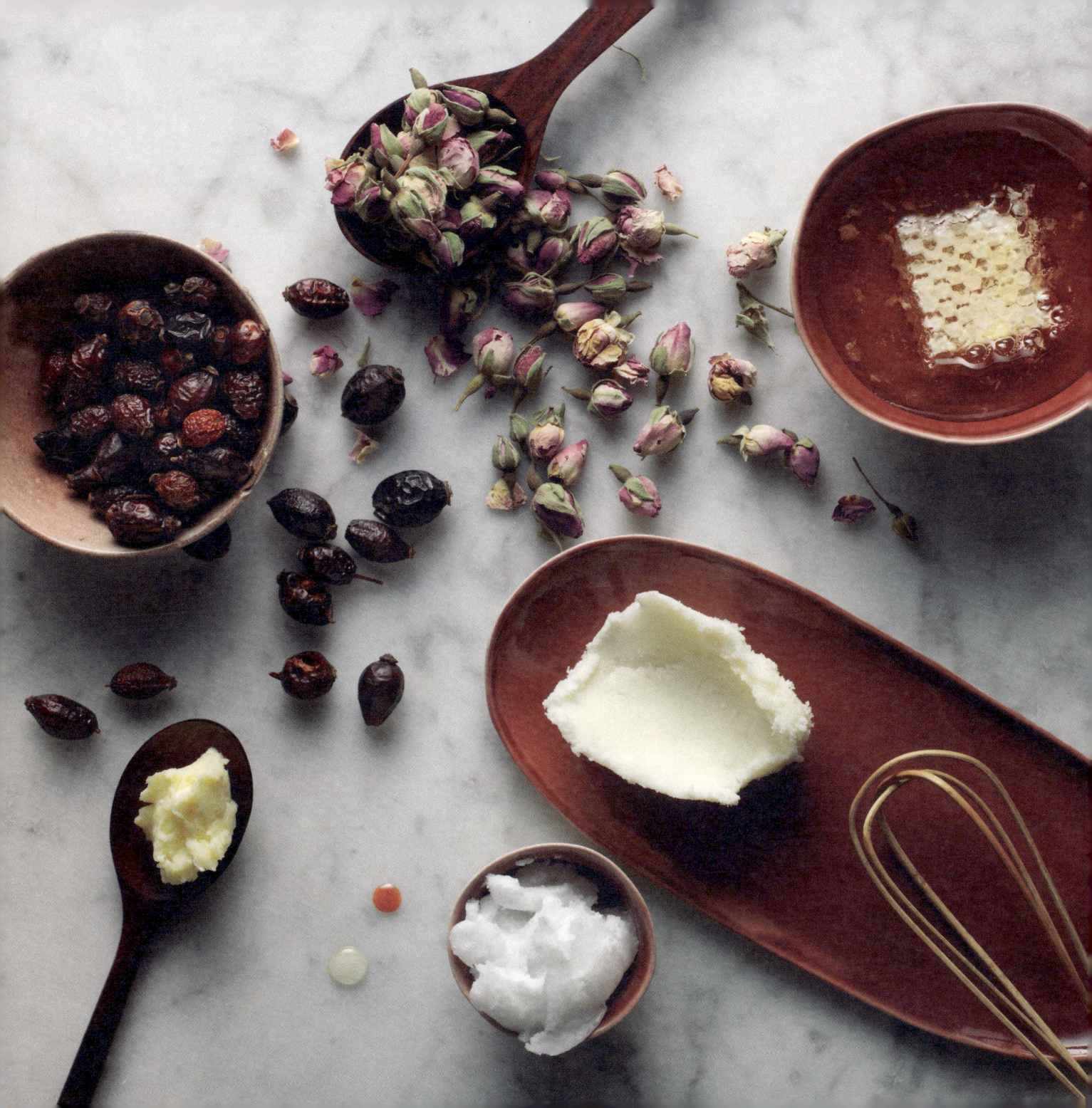

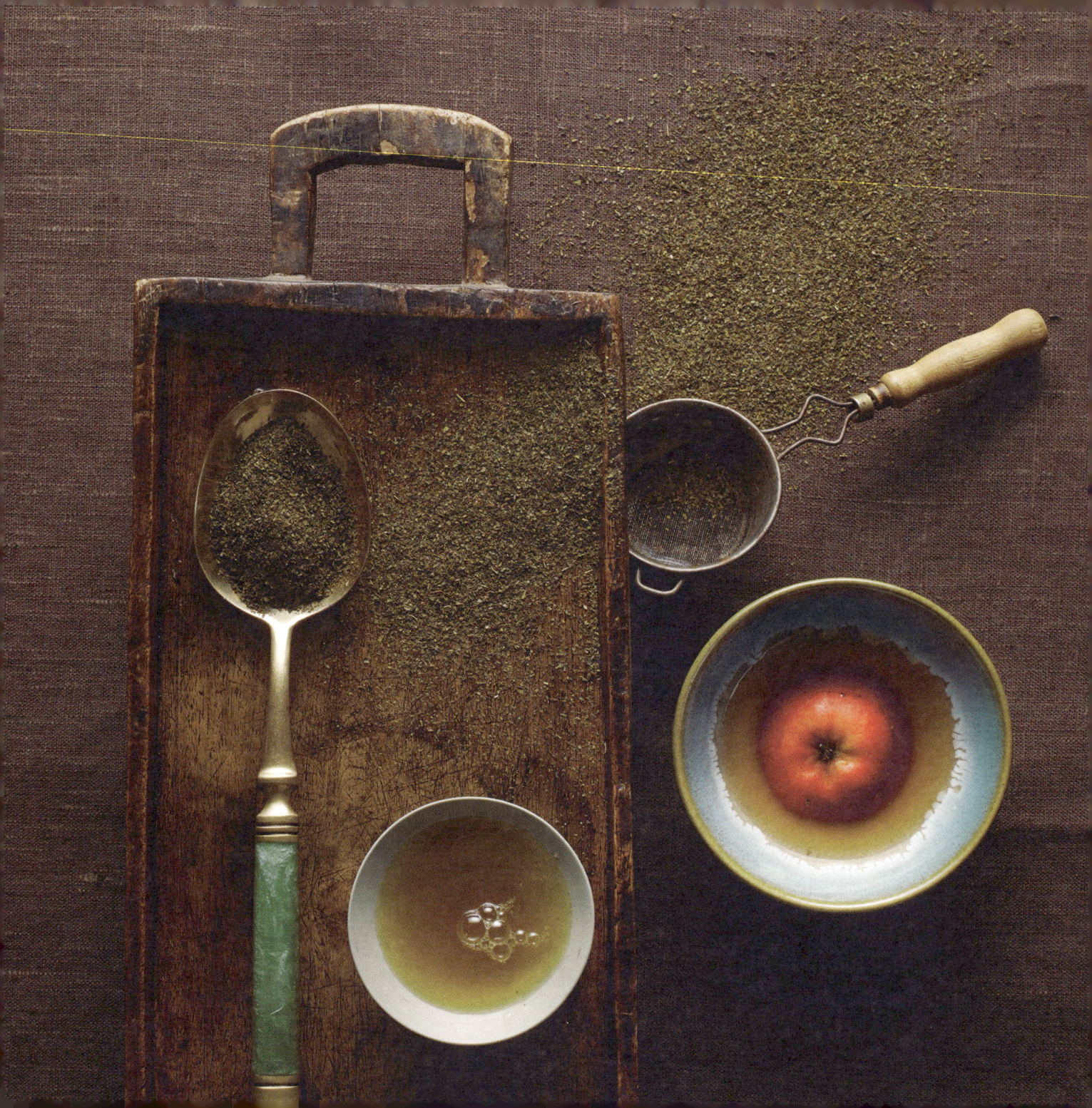

STÄRKENDER GRÜNTEE-TONER

Der grüne Tee, den wir lieben, wird an einem sonnigen Fleckchen in Japan angebaut und im Mai geerntet. Seine zarten und empfindlichen Blätter werden sanft gedämpft oder geröstet und dann gerollt. Durch dieses Verfahren brechen die Zellen auf und das besondere Aroma dieses Tees, der zu den gesündesten der Welt gehört, wird freigesetzt. Während Du Dir ein erfrischendes Getränk zubereitest, kannst Du mit diesem Toner gleichzeitig Deine Haut verwöhnen.

– KARIN

MAN NEHME

1 TL grünen Tee oder japanischen Sencha-Uchiyama-Tee

250 ml Wasser

Optional: ein paar Tropfen (¼ TL) rohen Apfelessig

LOS GEHT'S

Das Wasser kochen und es dann auf 80 °C abkühlen lassen oder es gleich nur auf 80 °C erhitzen. Achte hier auf Genauigkeit; wir versuchen, den Blättern das Maximum an Wirkstoffen zu entziehen.

Gieße das Wasser über die Blätter in einer Tasse, decke sie zu und lasse sie 8–10 Minuten ziehen.

Sieb die Blätter ab und lass das Gebräu abkühlen. Gib dann den rohen Apfelessig hinzu, falls Du welchen verwendest, und rühre gut um.

Verwende die Flüssigkeit sofort als Toner vor Deiner Feuchtigkeitspflege und trinke den Rest.

UNSERE ZUTATEN UND IHRE VERSTECKTEN SUPERKRÄFTE

Grüner Tee ist ohnehin gesund, aber grüner Sencha-Uchiyama-Tee ist eine besonders Sorte. Er enthält zahlreiche Antioxidantien, ist entzündungshemmend, antimykotisch, antibakteriell und befreit die Haut von Unreinheiten. Brühe ihn so auf, wie wir es oben beschrieben haben, und der Aufguss wird Dich mit der größten Menge an Polyphenolen und Katechin belohnen, die man aus einem grünen Tee ziehen kann. Roher Apfelessig wirkt antibakteriell, antimykotisch, klärend und reinigend.

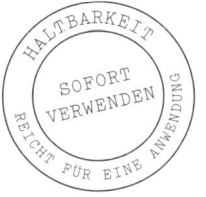

HALTBARKEIT
SOFORT VERWENDEN
REICHT FÜR EINE ANWENDUNG

ROSMARIN-HAARWASSER FÜR EINE GLÄNZENDE MÄHNE

Das Geheimnis einer glänzenden, gesund aussehenden Haarmähne wächst in Deinem Kräutergarten. Egal, ob Du Rosmarin und Kamille im Garten Deines herrschaftlichen Anwesens oder in einem winzigen Kräutertopf auf der kleinsten Fensterbank der Welt anpflanzt – diese duftenden Kräuter sind es wert, lediglich für dieses Mittelchen angebaut zu werden.

– NICI

MAN NEHME

1 l Wasser

5 EL Rosmarin, frisch oder getrocknet

5 EL Kamille, frisch oder getrocknet

LOS GEHT'S

Bring das Wasser in einem Topf zum Kochen und gib dann Rosmarin und Kamille hinzu. Nimm den Aufguss vom Herd und lasse ihn 2 Stunden lang ziehen.

Sieb die Flüssigkeit ab und spüle Deine Haare nach Deiner ganz normalen Haarpflegeroutine mit dem Aufguss aus. Shine!

UNSERE ZUTATEN UND IHRE VERSTECKTEN SUPERKRÄFTE

Rosmarin stimuliert die Durchblutung der Kopfhaut und bringt das Haar zum Glänzen, während Kamille gegen gereizte und trockene Kopfhaut hilft. Beide Kräuter haben antibakterielle Eigenschaften.

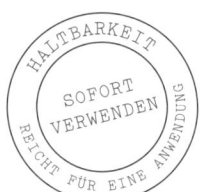

HALTBARKEIT
SOFORT VERWENDEN
REICHT FÜR EINE ANWENDUNG

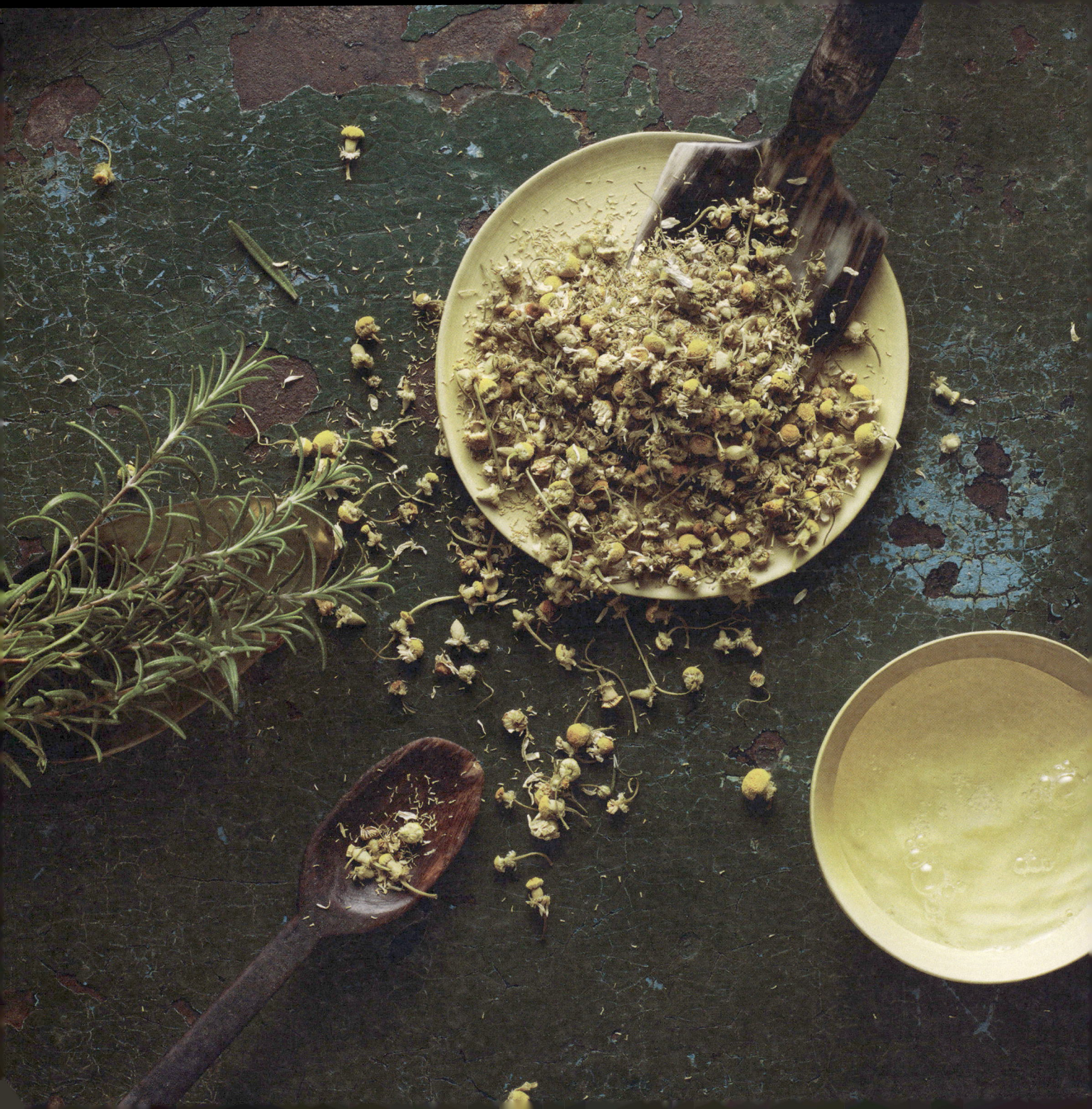

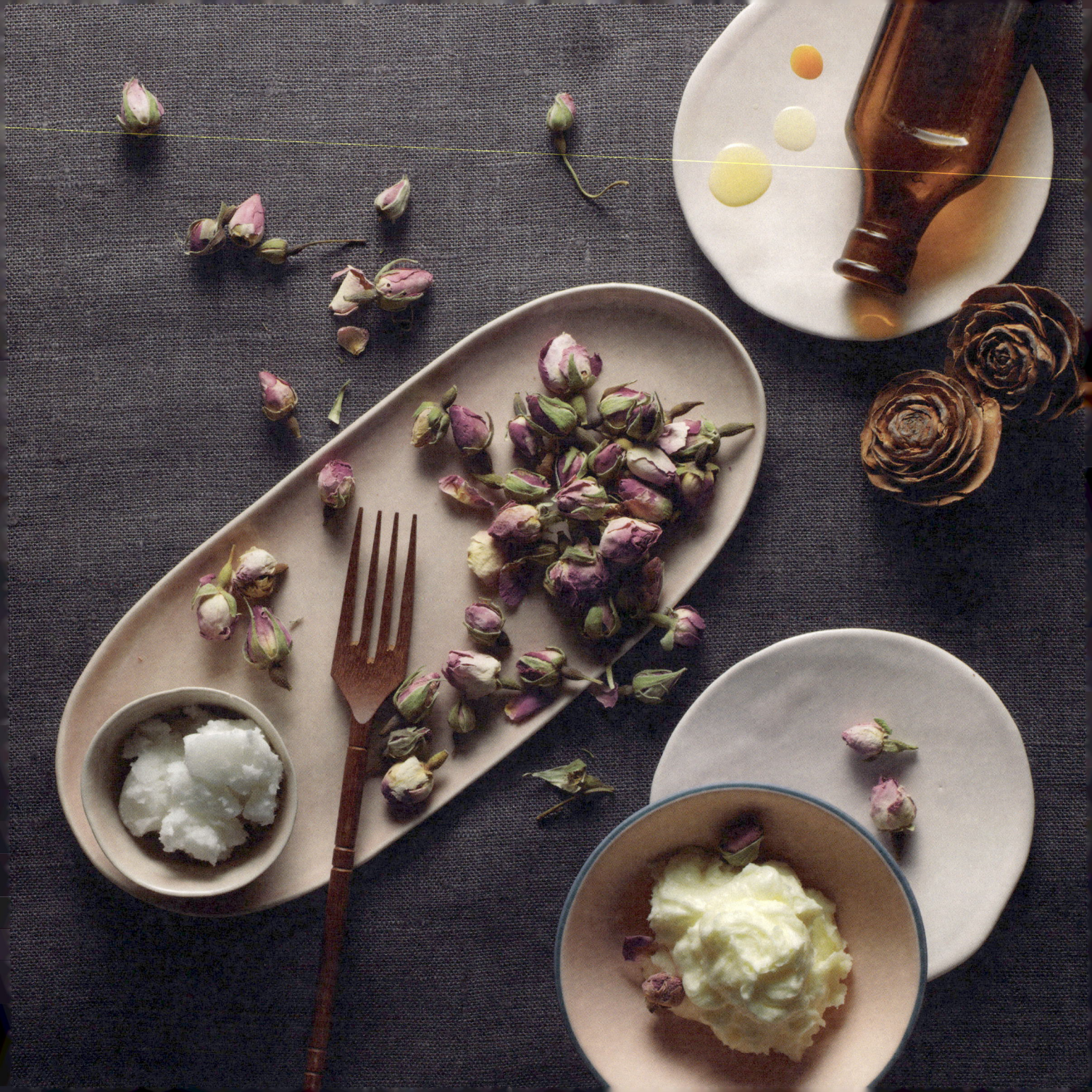

CREMIGE KÖRPERLOTION

Wahrscheinlich wirst Du die Welt nach der Zubereitung dieser Creme durch eine rosarote Brille sehen. Sie ist leicht herzustellen, muss nicht erhitzt werden, riecht herrlich und schützt die Haut vor dem Austrocknen. Rosige Aussichten für einen strahlenden Teint!

– KARIN

MAN NEHME

50 ml Jojobaöl

100 g Sheabutter

15 Tropfen Rosen-Absolue

35 Tropfen ätherisches Zedernholzöl

LOS GEHT'S

Vermische das Jojobaöl mit der Sheabutter in einem Glasgefäß und schlage das Ganze eine Weile mit einer Gabel auf. Die Mischung verwandelt sich erstaunlich schnell zu einer traumhaft sahnigen Creme. Rühre weiter, bis die Creme ganz glatt und geschmeidig ist.

Gib jetzt das Rosen-Absolue und das ätherische Zedernholzöl dazu und rühre gut um.

UNSERE ZUTATEN UND IHRE VERSTECKTEN SUPERKRÄFTE

Jojobaöl wird von der Haut sehr leicht aufgenommen und gibt natürlichen Sonnenschutz, jedoch nur bis Faktor 4. Es ist wundheilend, entzündungshemmend, antibakteriell und voller Antioxidantien sowie Vitamin E. Außerdem hilft es bei der Behandlung von Sonnenbrand, Wunden und Ekzemen. Sheabutter wirkt wundheilend, entzündungshemmend, feuchtigkeitsspendend und unterstützt die Selbstheilungskräfte der Haut. Sie hilft bei der Behandlung von Ekzemen, Narben und Hautreizungen. Ätherisches Zedernholzöl ist wundheilend und pflegt Narbengewebe, wirkt antibakteriell, antimykotisch und entzündungshemmend. Rosen-Absolue ist antibakteriell, antiviral und wird für seine hormonregulierenden und stimmungsaufhellenden Eigenschaften geschätzt.

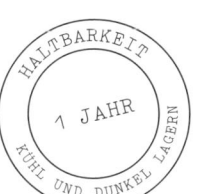

HALTBARKEIT

1 JAHR

KÜHL UND DUNKEL LAGERN

STRAND-SPAZIERGANG-FUSSPEELING

MAN NEHME

3 EL Honig

3 EL Meersalz

1 EL Kokosöl

Zeit, Deine alten Hufe zu verwöhnen und einen auf Urlaub zu machen. Befreie Deine vernachlässigten Füße aus ihren Wollsocken und gib ihnen das zart verwöhnende Strandgefühl, das sie verdienen!

– NICI

LOS GEHT'S

Zuerst vermischst Du alle Zutaten, dann trägst Du das Peeling auf Deine Füße auf und reibst! Setze Dich dafür am besten hin, denn es ist eine kitzelige bis rutschige Angelegenheit. Wir schlagen vor, dass Du nach dem Peeling erst einmal beide Füße und Deine Badewanne gründlich abspülst, damit es nicht zu einem spektakulären »Ich-bin-im-Bad-ausgerutscht«-Moment kommt!

UNSERE ZUTATEN UND IHRE VERSTECKTEN SUPERKRÄFTE

Honig hat wundheilende, antimikrobielle und antibakterielle Eigenschaften. Meersalz ist desinfizierend, voller Mineralien und eignet sich hervorragend als Peelingmaterial. Kokosöl hat erstaunliche feuchtigkeitsspendende und pflegende Eigenschaften, wirkt außerdem antimikrobiell, antimykotisch, antibakteriell und entzündungshemmend.

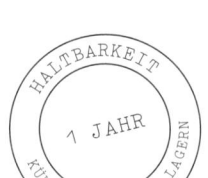

HALTBARKEIT
1 JAHR
KÜHL UND DUNKEL LAGERN

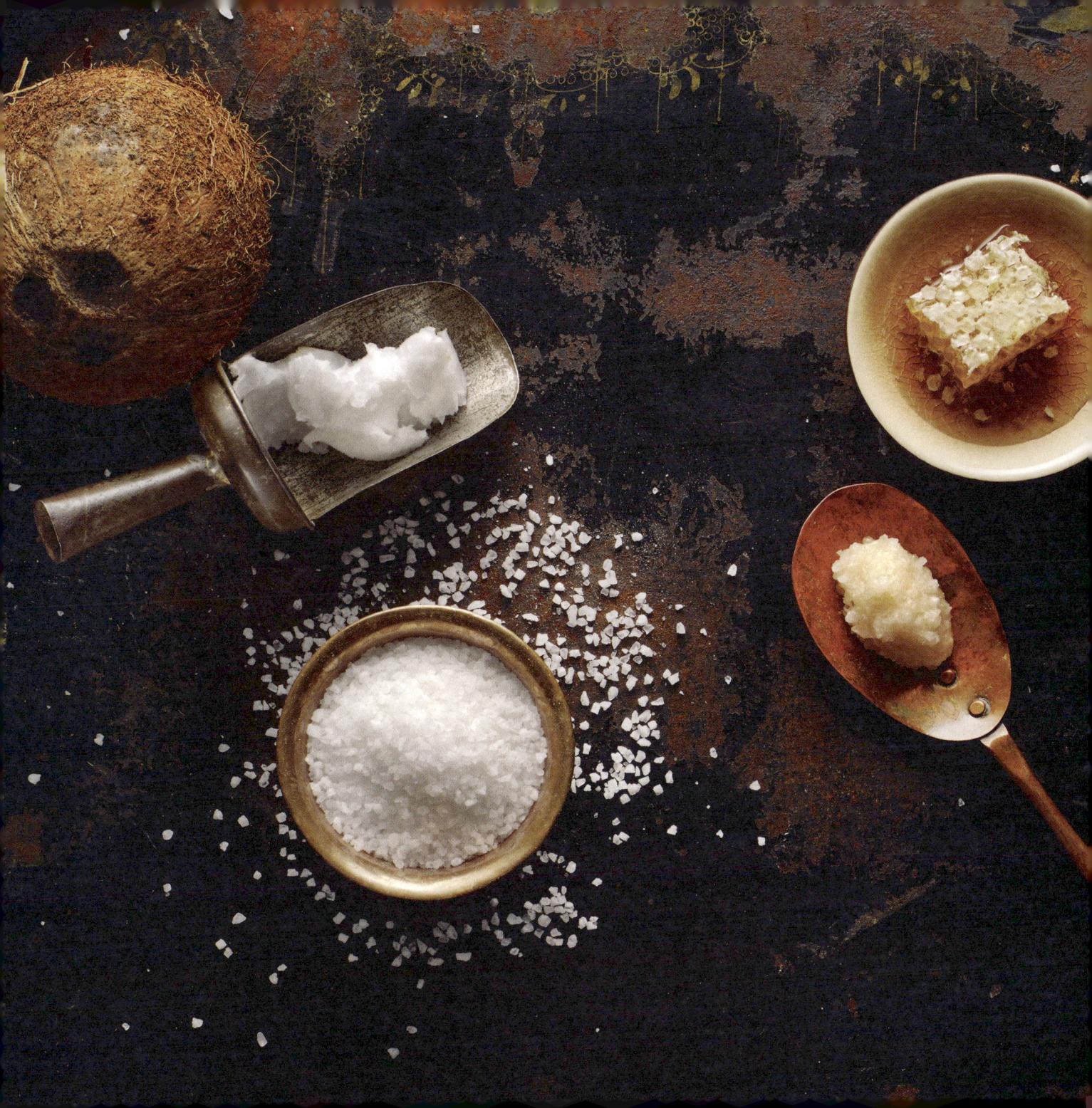

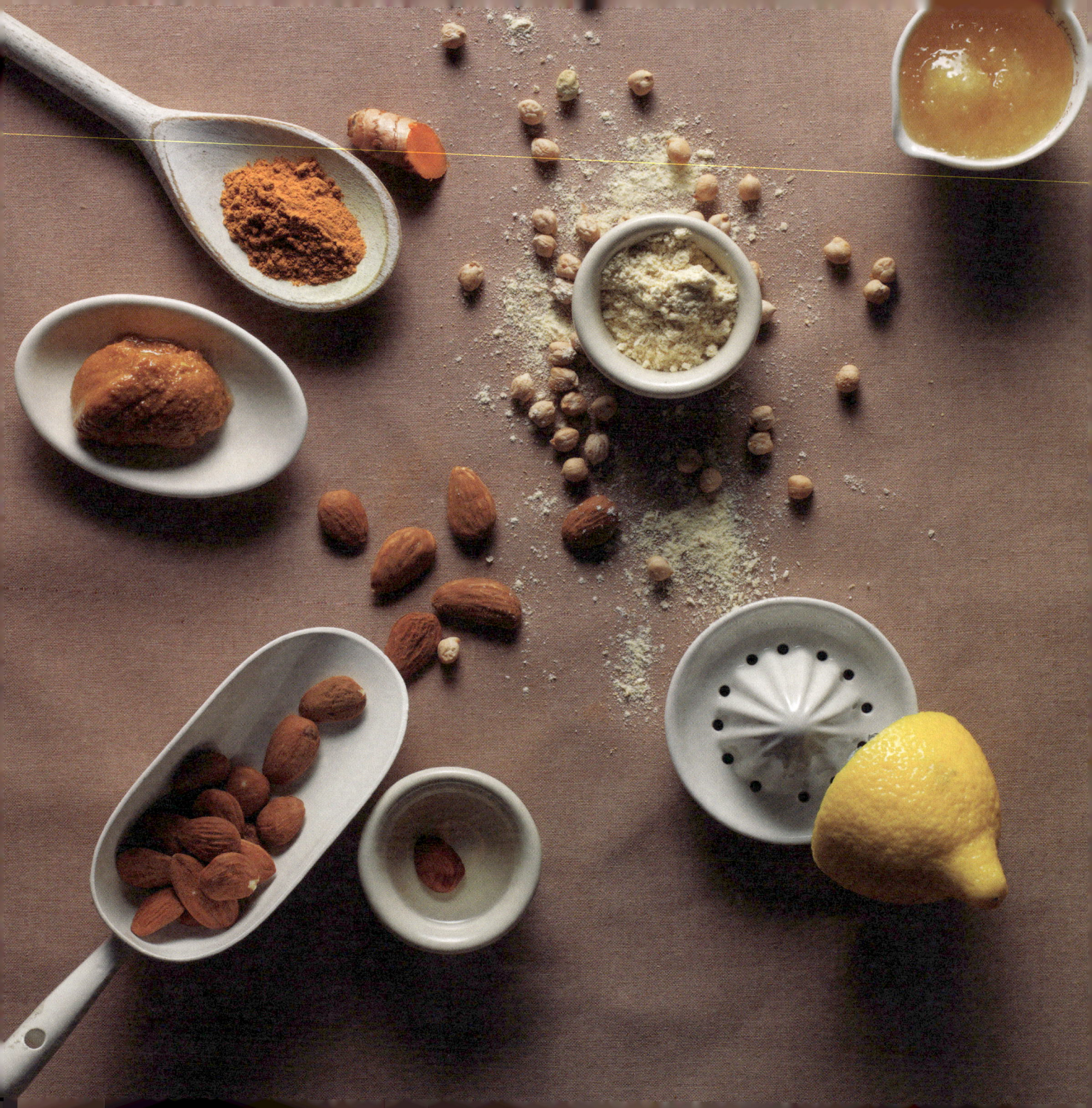

KURKUMA-GESICHTS-MASKE

Kurkuma ist nicht nur ein wunderbares Gewürz, das in der indischen Küche sehr beliebt ist, es ist auch eines der wichtigsten Bestandteile unserer pflegenden Gesichtsmaske. Dieses Rezept verführt einen regelrecht zum Naschen. Aber zügle Deinen Appetit, denn all die guten Zutaten sind regelrechte Nahrung für Deine Haut und Du kannst Dich an ihrer neuen Geschmeidigkeit erfreuen!

– KARIN

MAN NEHME

1 EL Kichererbsenmehl

2 TL Mandelöl

2 TL Honig

2 TL Zitronensaft

1 TL gemahlenen Kurkuma

LOS GEHT'S

Vermische alle Zutaten miteinander und rühr gut um, bis eine Paste entsteht. Dann trage die Maske großzügig auf Dein gereinigtes Gesicht auf und lasse sie 15 Minuten einwirken, bevor Du sie mit lauwarmem Wasser abspülst.

Mach Dir keine Sorgen, dass das Kurkuma Dir Dein Gesicht gelb färbt; die Maske lässt sich ganz leicht und ohne Farbspuren abwaschen.

UNSERE ZUTATEN UND IHRE VERSTECKTEN SUPERKRÄFTE

Kichererbsen und Kurkuma haben entgiftende Eigenschaften. Darüber hinaus ist Kurkuma dafür bekannt, antibakteriell, entzündungshemmend und wundheilend zu wirken. Mandelöl lindert Hautreizungen und Entzündungen, wirkt stark feuchtigkeitsspendend und hautberuhigend. Honig hat wundheilende und antibakterielle Eigenschaften. Zitrone ist reinigend, hat antibakterielle und entzündungshemmende Eigenschaften und regt außerdem die Kollagenproduktion an, während sie gleichzeitig tonisierend wirkt.

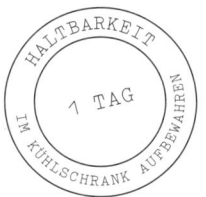

HALTBARKEIT
1 TAG
IM KÜHLSCHRANK AUFBEWAHREN

SCHNELLE REPARATUR: HAAR-TREATMENT MIT HEISSEM ÖL

Meine scheinbar unverwüstliche, zu einem Viertel italienische Mähne (danke, Opa Paul!) muss eine Menge aushalten: Blondieren und Färben, Meerwasser (an jenen seligen Tagen) und nie genug Zeit, um eine Haarspülung zu benutzen. Zeit für eine schnelle Haarkur – effektiv und einfach.

– NICI

MAN NEHME

125 ml Kokosöl

125 ml Avocadoöl

LOS GEHT'S

Erhitze das Kokosöl über einem Wasserbad. Wenn es fast geschmolzen ist, rühre das Avocadoöl ein. Sobald Du eine glatte Flüssigkeit vor Dir hast, nimmst du die Mischung vom Herd.

Um Verbrennungen zu vermeiden, solltest Du die Temperatur der Mischung vor der Anwendung prüfen. Die Haarmaske sollte warm sein, sich aber angenehm auf der Haut anfühlen – niemals zu heiß.

Verteile die Ölmischung im trockenen Haar und zwar von der Wurzel bis zu den Spitzen. Dann setzt Du eine Duschhaube auf und wickelst ein erwärmtes Handtuch um Deinen Kopf – oder Du suchst Dir ein sonniges Fleckchen, an dem Du eine Weile verweilst. Die Haarmaske sollte mindestens eine halbe Stunde warm bleiben. Letzter Schritt: Wasche Deine Haare mit einem milden Shampoo.

UNSERE ZUTATEN UND IHRE VERSTECKTEN SUPERKRÄFTE

Kokosöl hat unglaubliche feuchtigkeitsspendende und pflegende Eigenschaften. Avocadoöl ist voller Proteine und Fette, beides bestens geeignet, um das Haar zu stärken und mit Nährstoffen zu versorgen. Weil es zudem voller Vitamin C, E und K sowie Magnesium und Kalium steckt, ist es ideal für die Pflege von trockener Haut und gestresstem Haar.

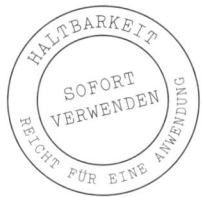

HALTBARKEIT
SOFORT VERWENDEN
REICHT FÜR EINE ANWENDUNG

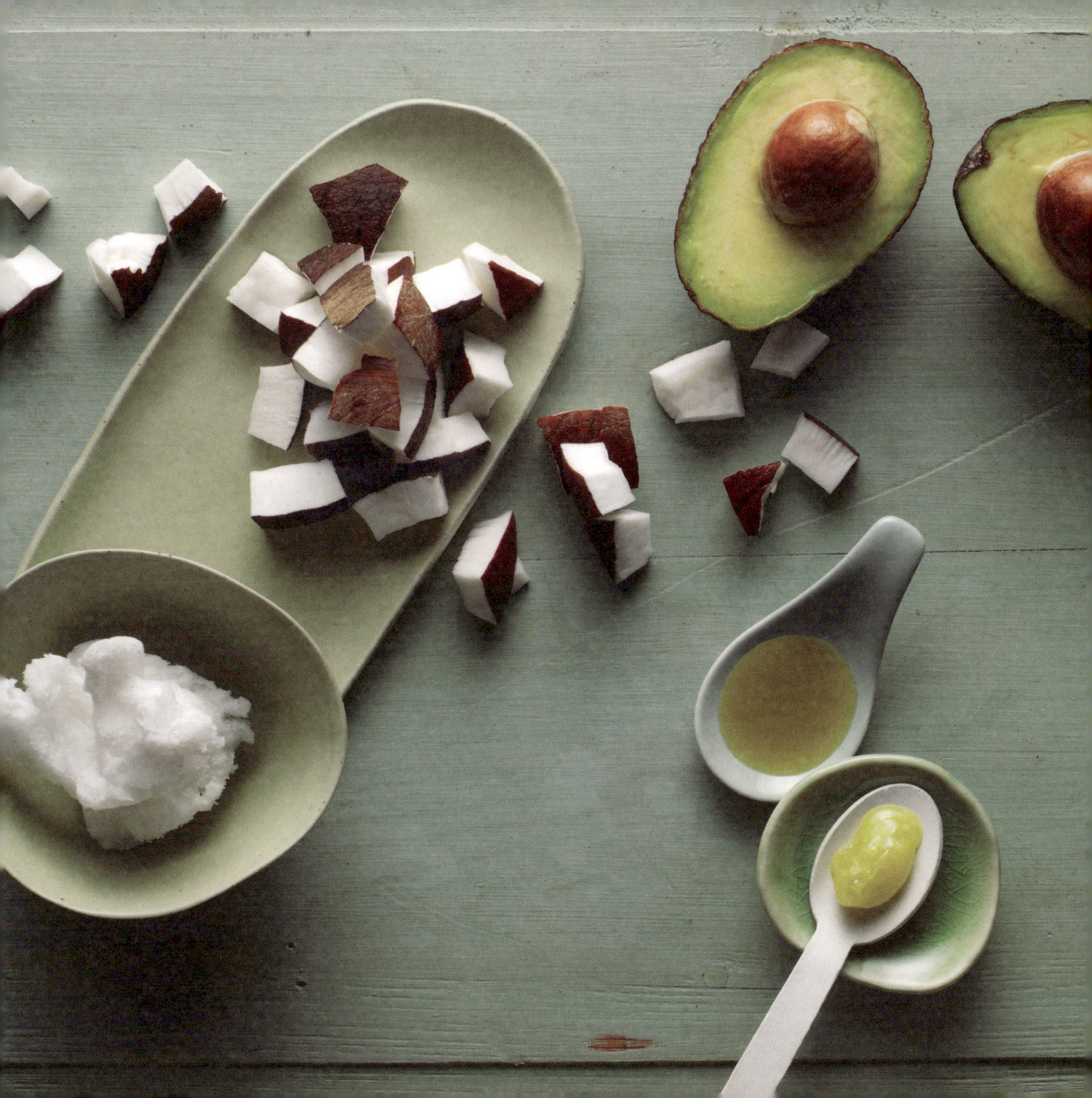

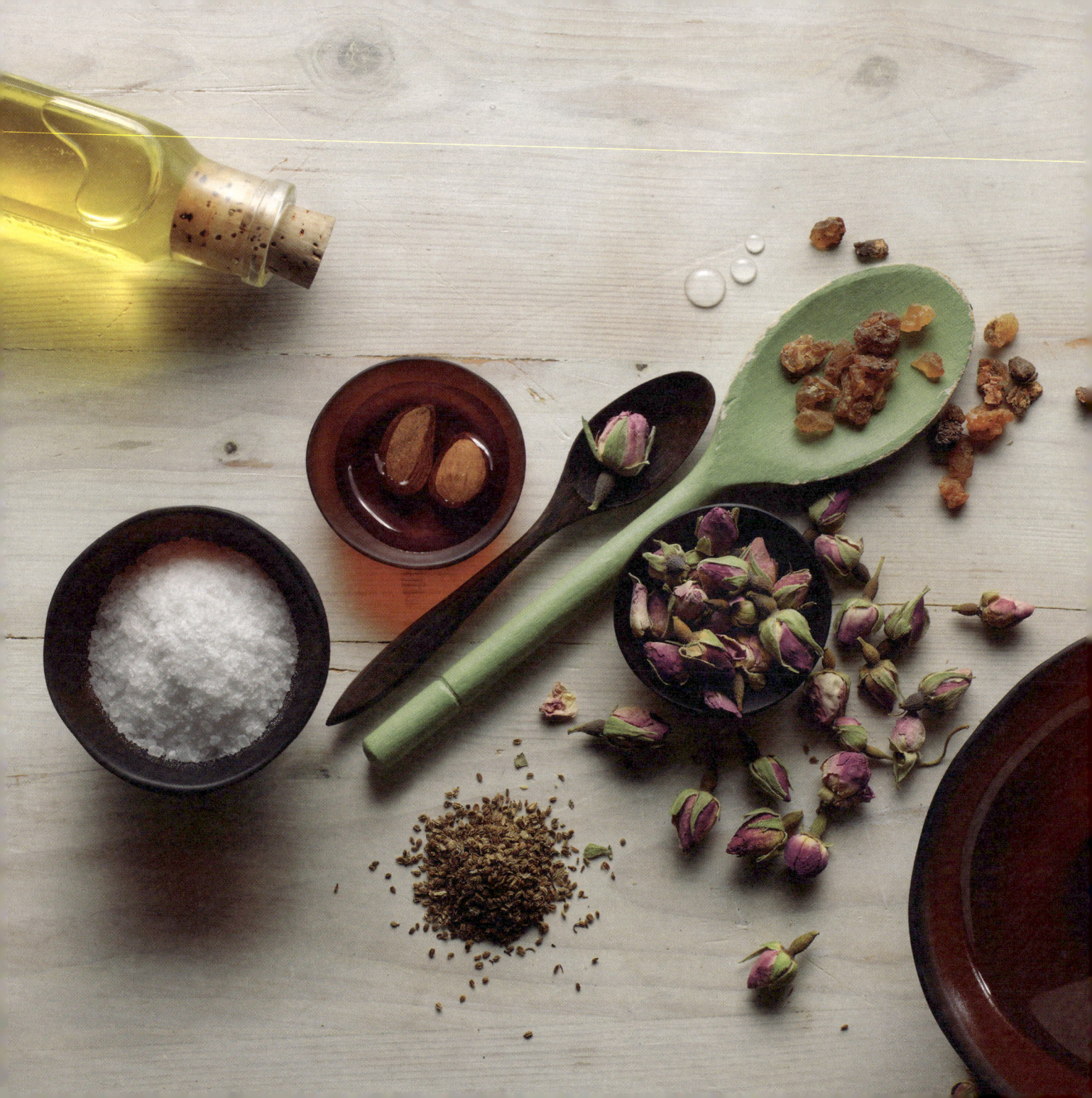

ENTSPANNEN-DES BADEÖL

Es war ein langer Tag und Du hast Dir endlich Ruhe verdient. Fülle die Badewanne mit Wasser, wunderbaren Zutaten und Düften. Nun atme tief ein und lass Dich von Deinen Gedanken treiben – ganz weit weg …

– KARIN

MAN NEHME

2 EL Mandelöl

1 Handvoll Meersalz

5 Tropfen ätherisches Karottensamenöl

5 Tropfen ätherisches Myrrheöl

2–3 Tropfen ätherisches Damascena-Rosenöl

LOS GEHT'S

Vermische das Mandelöl mit dem Meersalz und den ätherischen Ölen.

Gib die salzig-ölige Mischung ins Badewasser. Dann lass Dich selbst hineinsinken. Wirbele das Badewasser einmal gut durch und genieße die nächsten 30 Minuten in vollen Zügen.

UNSERE ZUTATEN UND IHRE VERSTECKTEN SUPERKRÄFTE

Mandelöl enthält eine Menge Fettsäuren, Mineralien und Vitamine. Es beruhigt gereizte Haut, wirkt entzündungshemmend und feuchtigkeitsspendend. Meersalz ist desinfizierend und steckt voller Mineralien. Ätherisches Rosenblütenöl wirkt antibakteriell, antiviral und entzündungshemmend. Es regeneriert die Zellen und hat wundheilende Eigenschaften. Ätherisches Karottensamenöl hat entzündungshemmende, hautregenerierende und wundheilende Eigenschaften. Außerdem senkt es den Blutdruck und hilft, Verbrennungen zu heilen. Ätherisches Myrrheöl wirkt antibakteriell, antiviral, entzündungshemmend, hautregenerierend und pflegend. Es reguliert den Hormonhaushalt und unterstützt die Wundheilung.

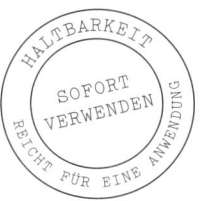

HALTBARKEIT
SOFORT VERWENDEN
REICHT FÜR EINE ANWENDUNG

FEUCHTIGKEITS-SPENDENDE AVOCADO-GESICHTS-MASKE

MAN NEHME

¼ Avocado

¼ Banane

1 TL Honig

1 TL Avocadoöl

Der Winter rückt näher und wir brauchen wieder Futter für die Seele – und Nahrung für die trockene Winterhaut, die dringend aufgepäppelt werden muss. Ein Abstecher zum Gemüseladen Deines Vertrauens und diese äußerst feuchtigkeitsspendende Gesichtsmaske ist so gut wie fertig. Feinde Deiner Haut – wie die trockene Luft der Zentralheizung – haben keine Chance gegen diese nährstoffreiche Gesichtsmaske.

– NICI

LOS GEHT'S

Zerdrücke die Avocado und die Banane und vermische diesen Brei mit den restlichen Zutaten, bis Du eine glatte Masse vor Dir hast – das gelingt am einfachsten mit einem Rührgerät (oder Du nimmst einfach einen Schneebesen und Deine starken Unterarme).

Trag die Maske großzügig auf Dein gereinigtes Gesicht und den Hals auf, entspann Dich und spüre, wie Deine Haut all die wertvollen Nährstoffe aufnimmt und sich auftankt. Nach 20 Minuten mit lauwarmem Wasser abwaschen.

UNSERE ZUTATEN UND IHRE VERSTECKTEN SUPERKRÄFTE

Avocadoöl und rohe Avocado enthalten viele Proteine und Fette. Sie sind ideal für die Haut und enthalten Unmengen Vitamin C, E und K sowie Magnesium und Kalium. Honig hat wundheilende, antimikrobielle und antibakterielle Eigenschaften. Banane enthält genug feuchtigkeitsspendendes Kalium und Vitamin E, um es mit den freien Radikalen aufzunehmen.

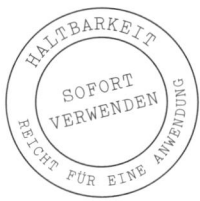

HALTBARKEIT
SOFORT VERWENDEN
REICHT FÜR EINE ANWENDUNG

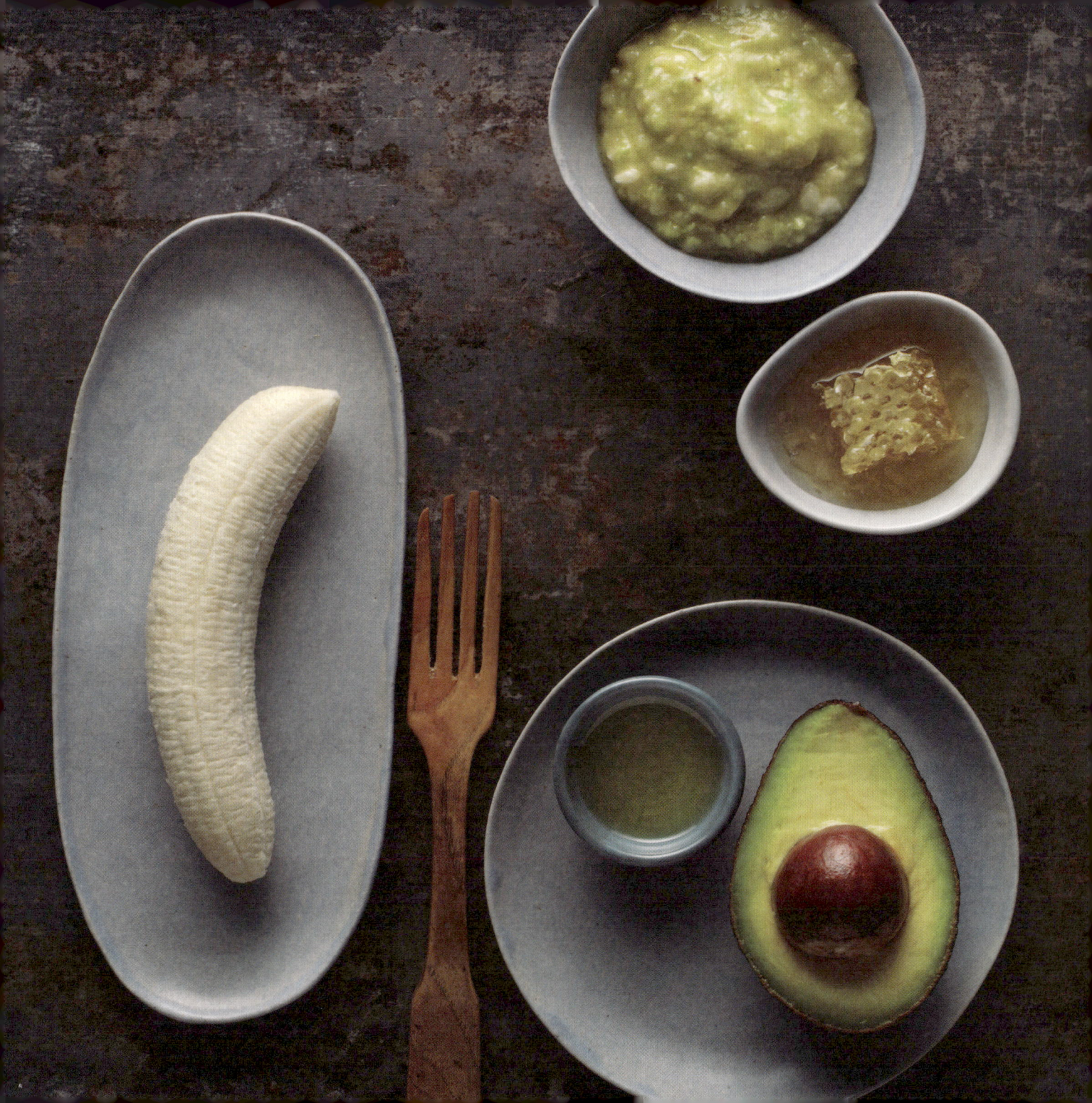

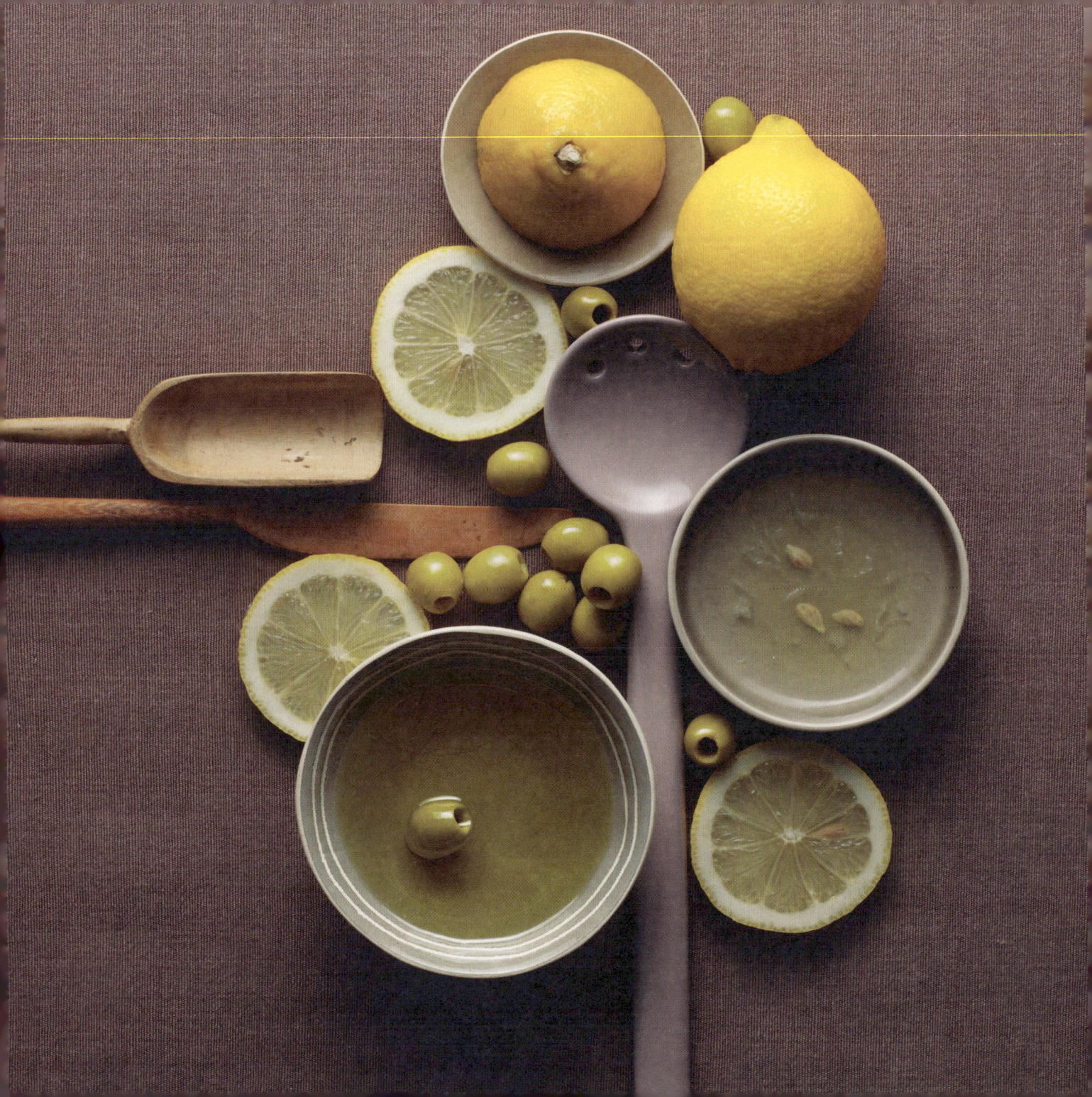

ZITRONENBAD FÜR WEICHE FÜSSE

Dieses unglaublich beruhigende Fußbad macht nicht nur gute Laune, sondern wird auch die Haut an Deinen Füßen weich und glücklich machen. Du wirst dich hinterher nicht mehr daran erinnern können, was Hornhaut ist. Glücklich von Kopf bis Fuß!

– KARIN

MAN NEHME

Saft von 2 Zitronen

1 TL Olivenöl

LOS GEHT'S

Bereite ein Fußbad mit warmem Wasser vor, gib dann den Zitronensaft hinein und rühre gut um, bevor Du Deine Füße eintauchst.

Bade Deine Füße 20–30 Minuten. Falls Du harte Haut an den Füßen hast, geht diese ganz leicht mit etwas Schrubben ab. Zum krönenden Abschluss kannst Du das Olivenöl als Feuchtigkeitspflege einmassieren. Wenn Du Dieses Fußbad regelmäßig anwendest, werden Deine Füße immer weicher und glatter werden.

UNSERE ZUTATEN UND IHRE VERSTECKTEN SUPERKRÄFTE

Zitrone wirkt reinigend, hat antibakterielle, antivirale und entzündungshemmende Eigenschaften und regt die Produktion von Kollagen an. Olivenöl ist antibakteriell und entzündungshemmend, schützt und pflegt die Haut und enthält außerdem viele Vitamine, Antioxidantien und Mineralstoffe.

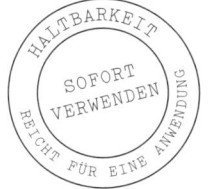

HALTBARKEIT
SOFORT VERWENDEN
REICHT FÜR EINE ANWENDUNG

»GUTEN MORGEN«- BODYLOTION

Kennst Du das Gerücht, dass Grapefruit Cellulite reduzieren soll? Wir trauen solchen Aussagen einfach deshalb nicht, weil Cellulite viel zu tief in den unteren Hautschichten entsteht, als dass irgendeine Creme dorthin gelangen könnte. Also vergiss einfach, dass es Cellulite überhaupt gibt. Trag Deine Grübchen mit Stolz und zelebriere Deine schönen Kurven mit dieser wunderbaren Creme! Der belebende Geruch von Grapefruit und Pfefferminze hilft Dir, nach der morgendlichen Dusche wach zu werden und in Gang zu kommen. Häufig ist es sogar so, dass mich dieser Gute-Laune-Duft so munter macht, dass ich morgens eine Runde joggen gehe – und das hingegen hilft wirklich gegen Cellulite. Hätten wir diese Lotion also vielleicht doch »Anti-Cellulite-Creme« nennen sollen?

– NICI

MAN NEHME

4 EL Sheabutter

4 EL Hagebuttenöl

25 Tropfen ätherisches Grapefruitöl

25 Tropfen ätherisches Zypressenöl

LOS GEHT'S

Erhitze die Sheabutter über einem Wasserbad und rühr währenddessen gut um. Nimm sie von dem Wasserbad und gib das Hagebuttenöl dazu. Rühr dann vorsichtig die ätherischen Öle unter.

Wir empfehlen Dir, diese erfrischende und belebende Körperlotion zu benutzen, wenn Du einen kleinen Energieschub nötig hast.

UNSERE ZUTATEN UND IHRE VERSTECKTEN SUPERKRÄFTE

Sheabutter ist feuchtigkeitsspendend und unterstützt den Selbstheilungsprozess der Haut. Das Hagebuttenöl in dieser Creme enthält enorm viele Antioxidantien und dringt tief in die Haut ein, um die Kollagenproduktion anzuregen. Das erfrischende Grapefruitöl regt den Stoffwechsel an. Ätherisches Zypressenöl verbessert die Durchblutung und hilft gegen Krampfadern.

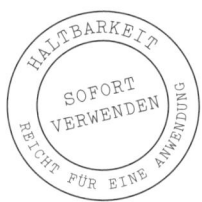

HALTBARKEIT
SOFORT VERWENDEN
REICHT FÜR EINE ANWENDUNG

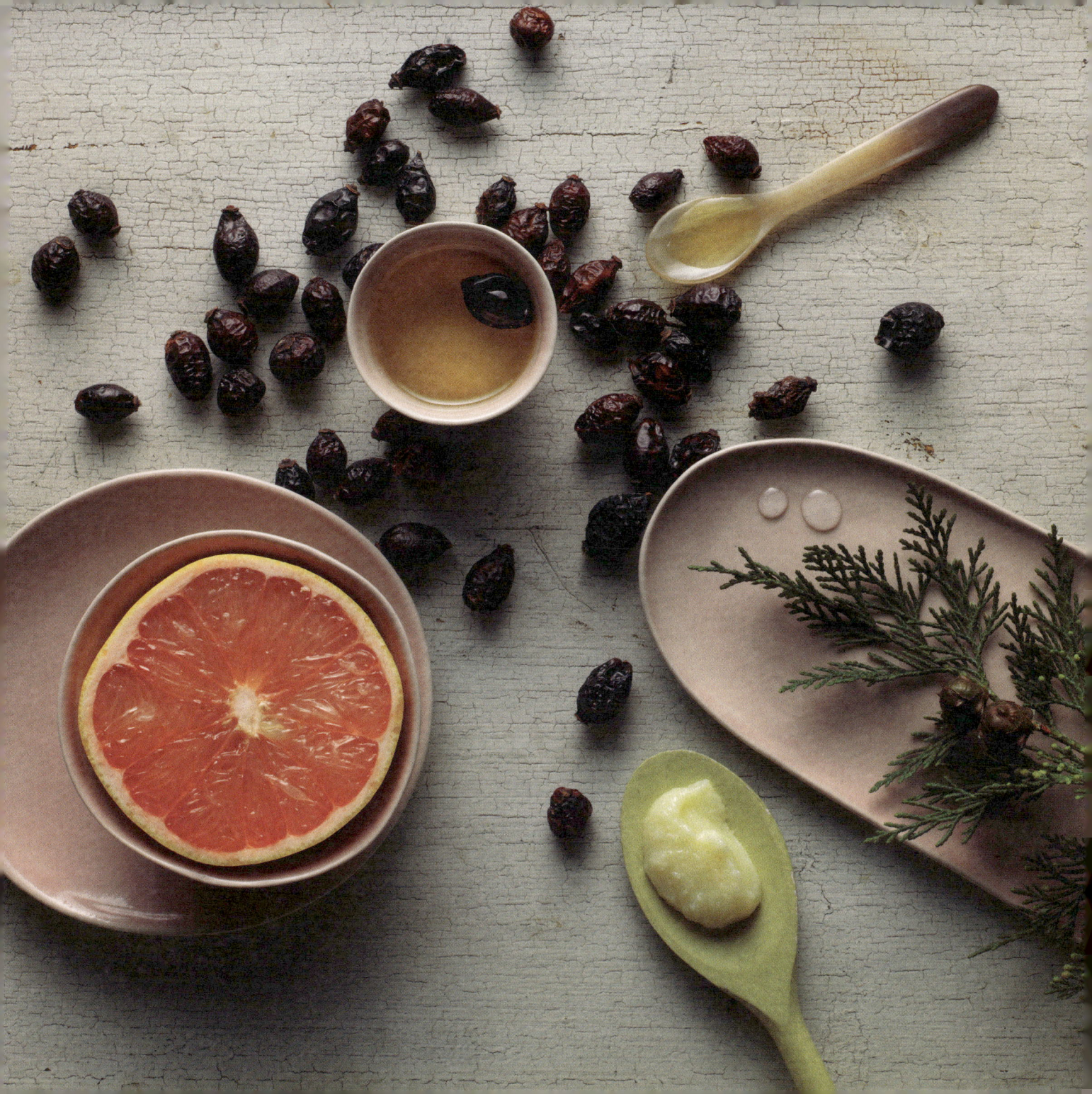

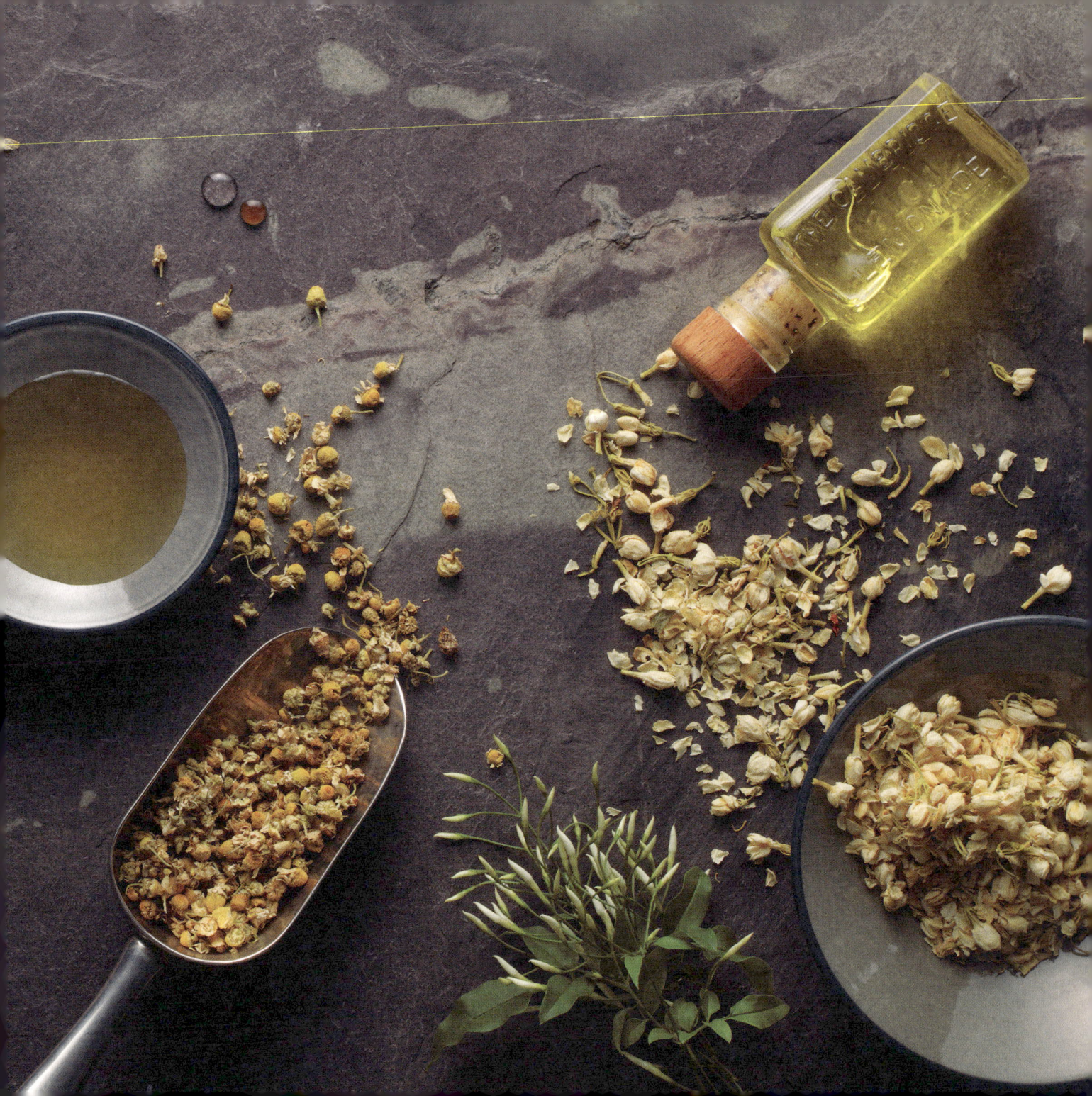

HERRLICH PFLEGENDES GESICHTSÖL

Arganöl stammt ursprünglich aus Marokko und enthält unglaublich viele Nährstoffe für Haut und Haare. Gemischt mit Tamanuöl, das auch »Öl der Götter« genannt wird, sorgt es dafür, dass sich Deine Haut himmlisch anfühlt.

– KARIN

MAN NEHME

4 TL Arganöl (oder Jojobaöl)

2 TL Tamanuöl (oder Hagebuttenöl)

2 Tropfen Jasmin-Absolue

6 Tropfen ätherisches Öl der Römischen Kamille

LOS GEHT'S

Vermische das Arganöl mit dem Tamanuöl in einer kleinen Glasflasche. Gib das Jasmin-Absolue und das ätherische Kamillenöl hinzu und schüttle alle Zutaten gut durch.

Täglich als Teil Deines Beautyprogramms ein paar Tropfen in langsamen, kreisenden Bewegungen in die Gesichtshaut einmassieren, dabei Augenkontakt vermeiden.

UNSERE ZUTATEN UND IHRE VERSTECKTEN SUPERKRÄFTE

Arganöl ist absolut feuchtigkeitsspendend und pflegend und wirkt regenerativ. Es regt die Aktivität der Zellen und die Durchblutung an und enthält viele Antioxidantien sowie Vitamin A und E. Tamanuöl hat fantastische wundheilende Eigenschaften, unterstützt die Haut bei der Produktion von neuem Hautgewebe und wirkt entzündungshemmend, entgiftend und antibakteriell. Außerdem hat es einen hohen Vitamin-E-Gehalt. Jasmin-Absolue wirkt beruhigend und sorgt für gute Laune. Römische Kamille ist entzündungshemmend, hauterneuernd und wundheilend. Die Ausweichprodukte Jojobaöl und Hagebuttenöl sind entgiftend, entzündungshemmend, feuchtigkeitsspendend und wundheilend.

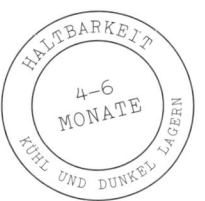

HALTBARKEIT
4–6 MONATE
KÜHL UND DUNKEL LAGERN

FEIGEN-KÖRPER-PEELING

Feigen schmecken nicht nur köstlich auf Ziegenkäse, diese wunderbar duftende Superfrucht ist eine ideale Ergänzung in hausgemachten Schönheitsritualen. Die winzigen Samen der Feigen geben diesem reichhaltigen, pflegenden Peeling eine sanfte Komponente, die Deine Haut glatt und weich massiert.

– NICI

MAN NEHME

2 große reife Feigen

1 EL Sheabutter

1 EL Bienenwachs

1 EL Kokosöl

4 EL braunen Zucker

LOS GEHT'S

Schäl die Feigen, zerdrücke sie und leg sie zur Seite.

Erwärme die Sheabutter und das Bienenwachs in einer Schüssel über einem Wasserbad. Wenn beides fast geschmolzen ist, rührst Du das Kokosöl dazu. Sobald alle Zutaten eine glatte Masse bilden, nimmst Du die Schüssel vom Wasserbad, rührst die zerdrückten Feigen hinein und vermischst alles gut miteinander.

Lass die Masse etwas abkühlen, bevor Du den Zucker dazugibst (er schmilzt sonst!). Am besten nimmst Du einen Handmixer, um den Zucker einzurühren, damit das Peeling seine federleichte Konsistenz bekommt.

Verwende dieses sanfte Peeling einmal pro Woche und Du wirst sehen, wie wunderbar weich Deine Haut wird.

UNSERE ZUTATEN UND IHRE VERSTECKTEN SUPERKRÄFTE

Sheabutter ist feuchtigkeitsspendend und unterstützt den Selbstheilungsprozess der Haut – eine fantastische Basis für dieses Peeling. Die hautschützenden und feuchtigkeitsspendenden Eigenschaften des Bienenwachses sind genauso wichtig wie die pflegende Wirkung des Kokosöls. Das Besondere an diesem Peeling sind die Feigen, die der Haut Feuchtigkeit spenden und außerdem entgiftend und entzündungshemmend wirken. Die kleinen Feigensamen sind in Kombination mit den gröberen Zuckerkörnern das perfekte Peelingmaterial.

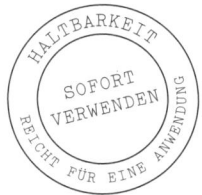

HALTBARKEIT
SOFORT VERWENDEN
REICHT FÜR EINE ANWENDUNG

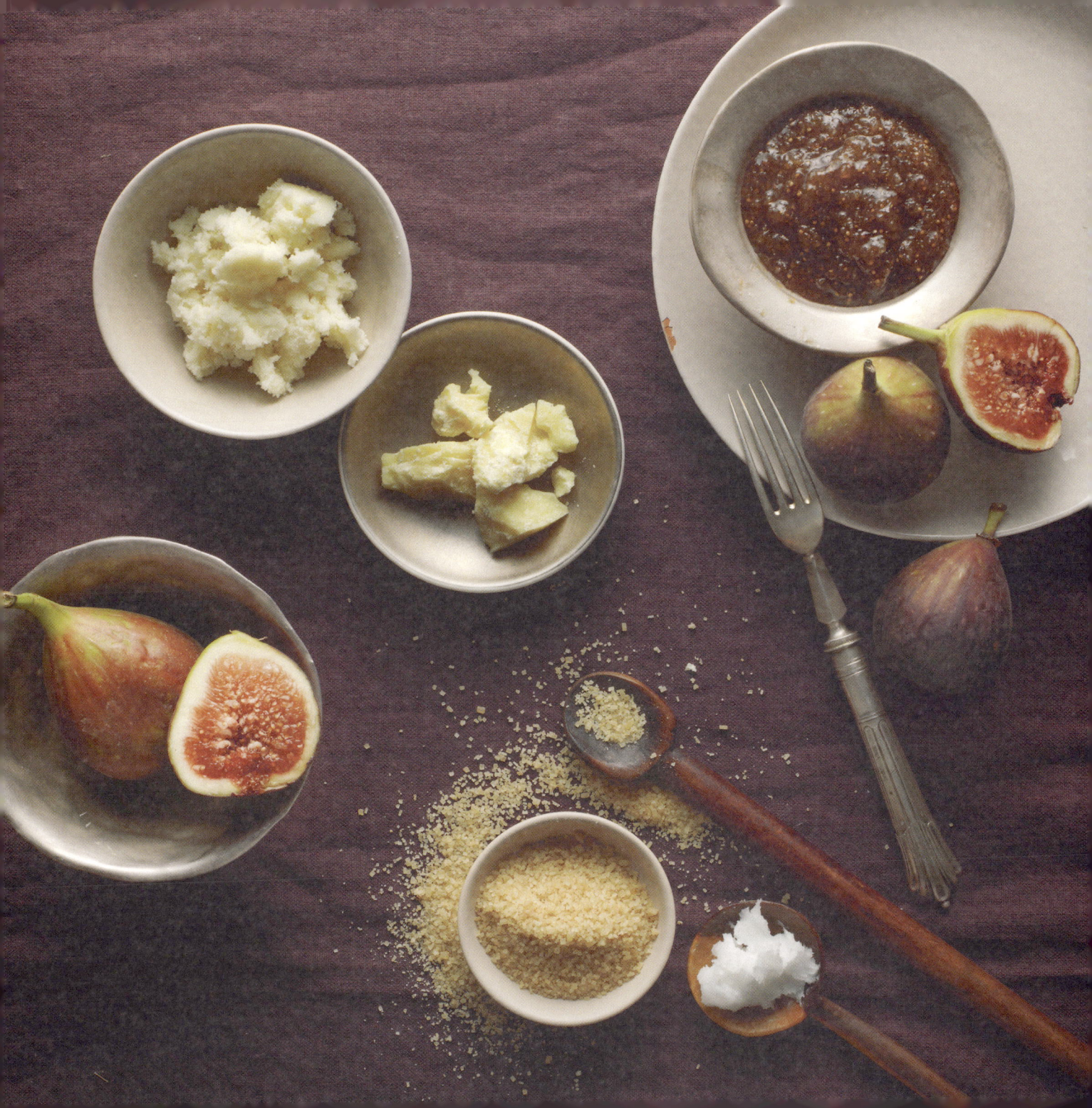

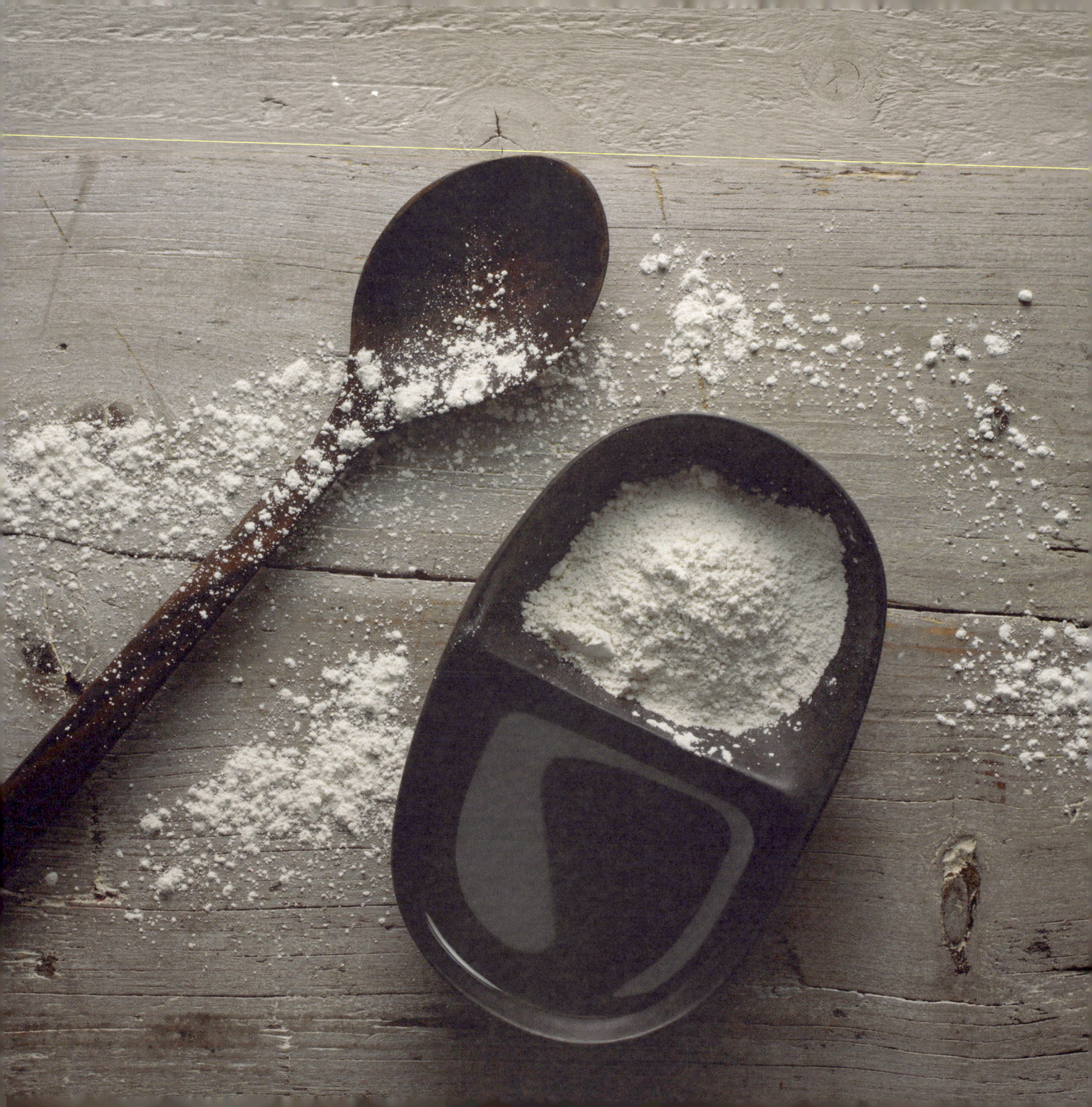

REGULIE-RENDER KAOLIN-PULVER-MIX

Bei regelmäßiger Anwendung hilft Kaolinpulver, die Fettproduktion von Haut und Kopfhaut zu regulieren. Es reinigt sanft, indem es überschüssiges Fett und Schmutz bindet, und hilft Dir, Dich von konventionellen Seifen und Shampoos zu entwöhnen. Wenn Du trockene und empfindliche Haut oder strapaziertes Haar hast, ist das vielleicht genau das, wonach Du gesucht hast!

– KARIN

MAN NEHME

5 EL Kaolinpulver

150 ml warmes Wasser

LOS GEHT'S

Vermische das Pulver mit dem warmen Wasser, sodass eine dickflüssige, glatte Paste entsteht. Massiere die Paste in Haar und Kopfhaut ein. Lass sie einige Minuten einwirken. Wasche sie dann mit warmem Wasser aus. Bei regelmäßiger Anwendung hilft es, Deine Kopfhaut und Haare schonender zu reinigen. Wenn Du die Paste anstatt Seife für den Körper verwendest, wird Deine Haut sauber und weich, ohne dass ihr die natürlichen Fette entzogen werden.

KAOLIN-GESICHTSMASKE

Als Gesichtsmaske wirkt die Paste reinigend und pflegend, außerdem fördert sie die Erneuerung der Hautzellen. Auf jeden Esslöffel Kaolin kommt ein Esslöffel grüner Tee. Die Paste aufs Gesicht auftragen, 10–15 Minuten einwirken lassen und dann mit warmem Wasser abwaschen.

UNSERE ZUTATEN UND IHRE VERSTECKTEN SUPERKRÄFTE

Vermischt mit Wasser, entzieht Kaolinpulver der Haut überschüssiges Fett und beseitigt Unreinheiten. Es enthält hautschützende und pflegende Mineralien und Nährstoffe, regt die Durchblutung an, ist antibakteriell und entsäuernd. Grüner Tee enthält Polyphenole und hat entzündungshemmende und antibakterielle Eigenschaften.

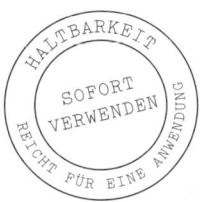

HALTBARKEIT
SOFORT VERWENDEN
REICHT FÜR EINE ANWENDUNG

FRISCHER KRÄUTERDUFT FÜR DEN KLEIDER-SCHRANK

Ein Duft kann so viel bewirken; er bringt uns augenblicklich an vergessene Orte zurück, in vergangene Zeiten und erinnert uns an lange nicht gesehene Freunde. Ein Geruch kann sogar unsere Stimmung beeinflussen. Im Alltagsleben kann ein frischer Kräuterduft, der den Geruch der Sporttasche im Kleiderschrank besiegt, genau der Luxus sein, den Du brauchst.

– NICI

MAN NEHME

1 Bund frischen Rosmarin

1 Bund frischen Salbei

1 Bund frischen Eukalyptus

1 kleinen weißen Baumwollbeutel

20 Tropfen ätherisches Basilikumöl

2 Wattebäusche

20 Tropfen ätherisches Lavendelöl

LOS GEHT'S

Die frischen Kräuter grob zerschneiden – so, dass sie in das Baumwollsäckchen passen.

Träufele das ätherische Basilikumöl auf den einen Wattebausch und das Lavendelöl auf den anderen.

Gib die Kräuter zusammen mit den Wattebäuschen in das Baumwollsäckchen. Häng das Säckchen dann in Deinem Kleiderschrank auf, sodass Dir jedes Mal, wenn Du den Kleiderschrank aufmachst, ein frischer Wiesenduft entgegenweht.

UNSERE ZUTATEN UND IHRE VERSTECKTEN SUPERKRÄFTE

Rosmarin hat einen stark aromatischen und mediterranen Geruch. Salbei war in der Geschichte des Parfüms aufgrund seines ledrigen Dufts schon immer eine beliebte Zutat. Eukalyptus ist belebend und allgemein reinigend. Das süße und würzige Aroma von Basilikum befreit uns von Stress-Symptomen. Ätherisches Lavendelöl hat in der Parfümherstellung ebenfalls eine lange Geschichte und ist mit seinem starken, blumig-frischen Duft unverkennbar.

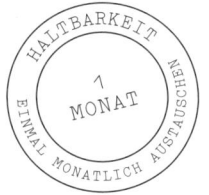

HALTBARKEIT
1 MONAT
EINMAL MONATLICH AUSTAUSCHEN

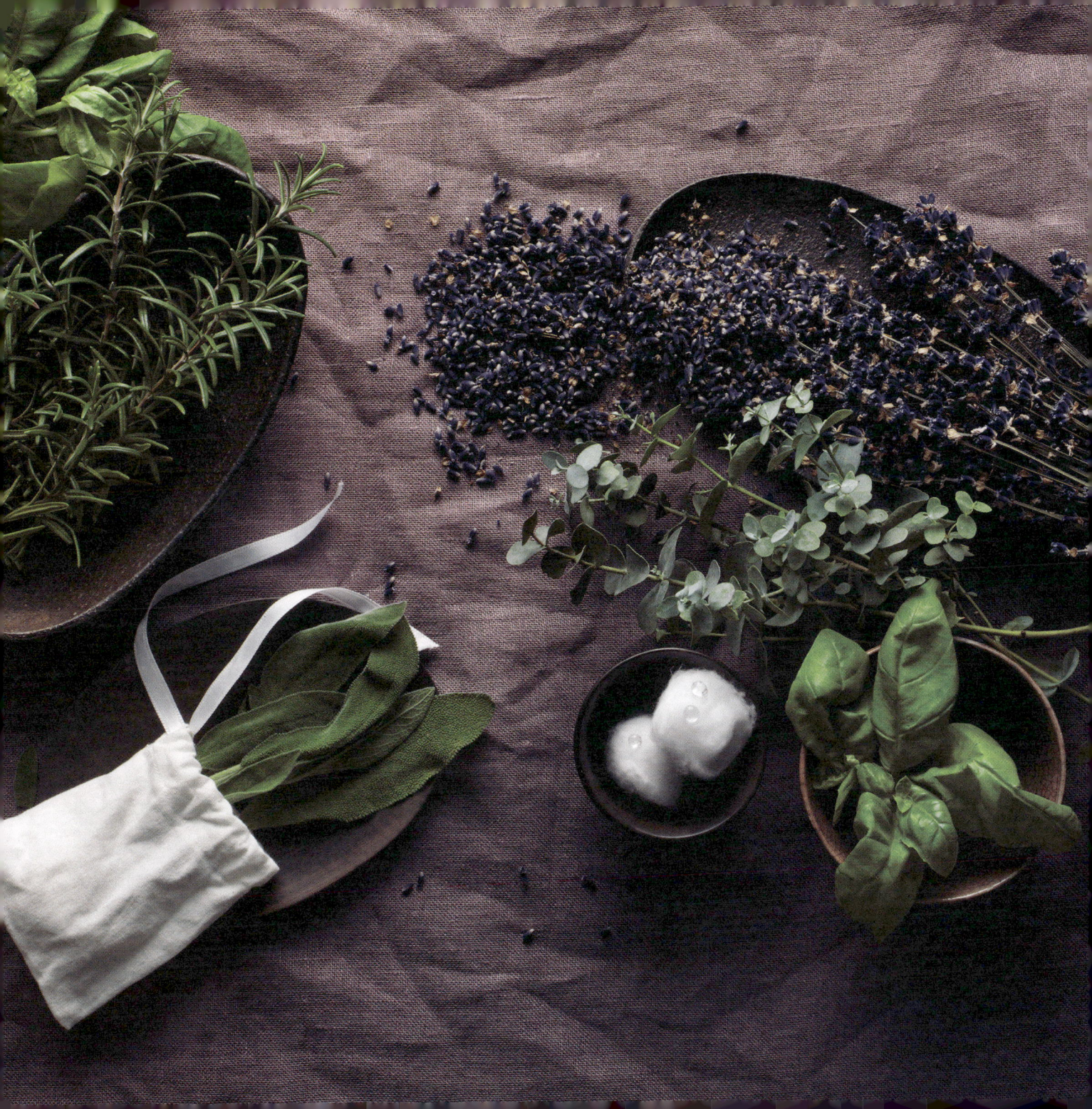

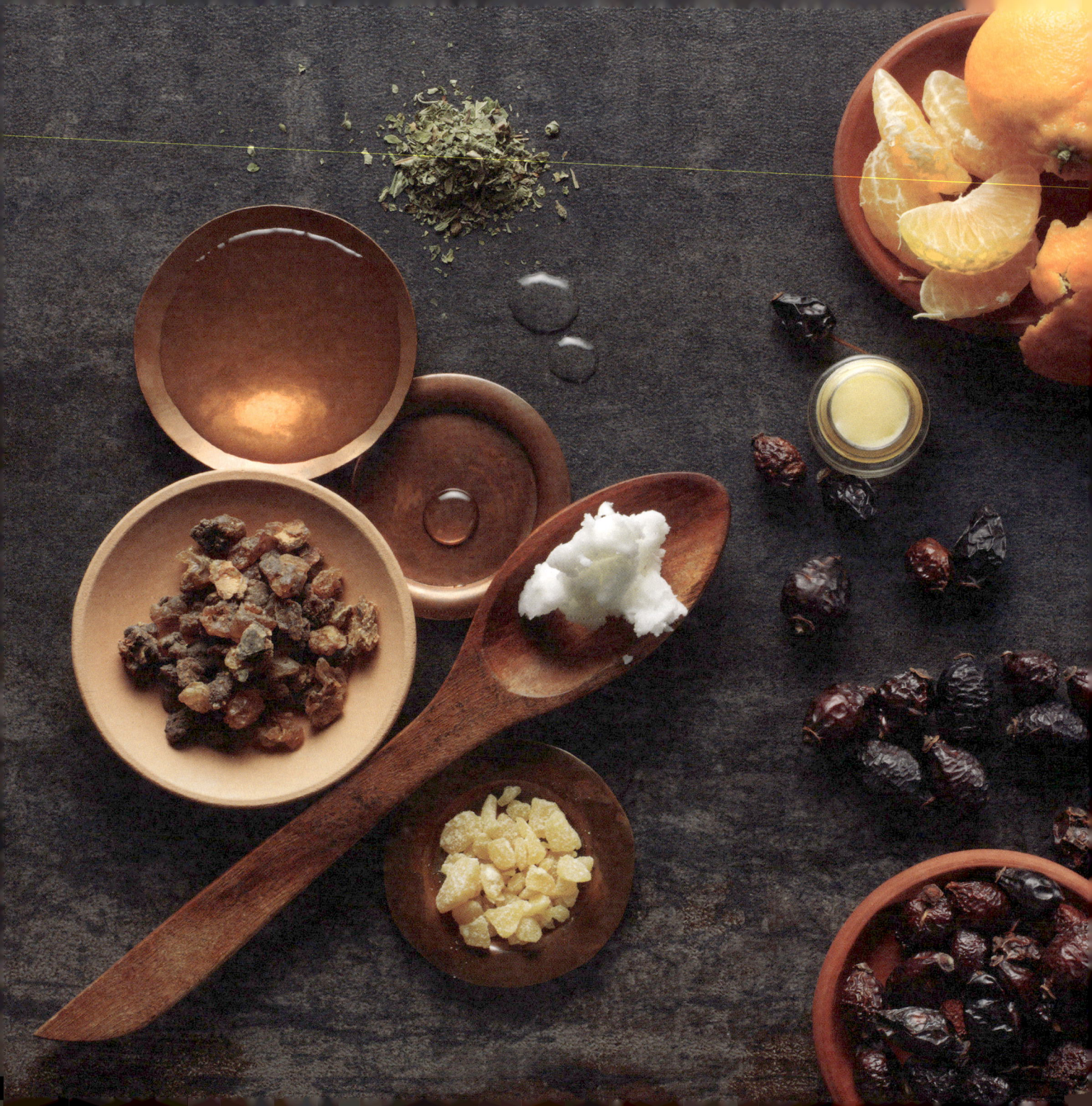

FEUCHTIGKEITS-SPENDENDER UND HEILENDER LIPPENBALSAM

MAN NEHME

1 EL Bienenwachs

4 TL Sheabutter

1 EL Arganöl

1 TL Hagebuttenöl

3 Tropfen ätherisches Melissenöl

3 Tropfen ätherisches Mandarinenöl

3 Tropfen ätherisches Myrrheöl

Mit Sheabutter als Grundlage wird dieser Lippenbalsam im Handumdrehen spröde Lippen in gesunde und rosige verwandeln. Hagebuttenöl hat erstaunliche hautregenerierende Eigenschaften und ist die perfekte Ergänzung zu diesem außergewöhnlichen Lippenpflegestift.

– KARIN

LOS GEHT'S

Lass das Bienenwachs behutsam bei niedriger Hitze über einem Wasserbad schmelzen. In einer weiteren Schüssel, ebenfalls über einem Wasserbad, erhitzt Du die Sheabutter und gibst anschließend das Argan- und Hagebuttenöl hinzu, während Du vorsichtig umrührst und darauf achtest, dass Du die Mischung nicht überhitzt. Nimm die Zutaten von der Hitzequelle, vermische sie und rühr weiter, um die Mischung etwas abzukühlen. Wenn die Mischung milchig wird, gibst Du die ätherischen Öle hinzu. Danach füllst Du den Balsam schnell in kleine Töpfchen, bevor das Bienenwachs hart wird.

UNSERE ZUTATEN UND IHRE VERSTECKTEN SUPERKRÄFTE

Bienenwachs hat hautschützende und feuchtigkeitsspendende Eigenschaften. Sheabutter wirkt wundheilend, entzündungshemmend und feuchtigkeitsspendend. Arganöl versorgt die Haut mit Feuchtigkeit und wirkt pflegend und regenerierend, regt die Zellaktivität an und enthält viele Antioxidantien sowie Vitamin A und E. Hagebuttenöl ist feuchtigkeitsspendend, reich an Antioxidantien, hat entzündungshemmende Eigenschaften, unterstützt die Wundheilung und lässt Narbengewebe weicher werden. Melissenöl wirkt entzündungshemmend und antiviral. Ätherisches Mandarinenöl stärkt das Immunsystem; ätherisches Mhyrreöl wirkt antibakteriell, antiviral, entzündungshemmend, pflegend und wundheilend, besonders im Mund- und Rachenbereich.

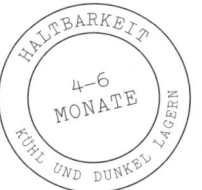

HALTBARKEIT 4–6 MONATE KÜHL UND DUNKEL LAGERN

ANTI-KATER-KÖRPERÖL

Okay, Du hast also einen Kater und Dir geht's dreckig. Nach den ersten offensichtlichen Hilfemaßnahmen Kaffee – der Dir am besten direkt ans Bett gebracht wird – und dem beruhigenden Mantra »Nie wieder Alkohol« empfehlen wir Dir als Schritt zwei: ab unter die Dusche, damit sich der Kater verzieht. Und Schritt drei ist dieses Körperöl, das Dich ganz und gar erfrischt und wohltuend vitalisiert. Vielleicht bist Du danach sogar tapfer genug, einen Blick auf Dein Telefon zu werfen, um nachzusehen, wem Du alkoholumnebelte Textnachrichten geschickt hast.

– NICI

MAN NEHME

3 EL Jojobaöl

3 EL Mandelöl

8 Tropfen ätherisches Eukalyptusöl

8 Tropfen ätherisches Pfefferminzöl

8 Tropfen ätherisches Lavendelöl

4 Tropfen Teebaumöl

4 Tropfen ätherisches Geranienöl

LOS GEHT'S

Das ist unser einfachstes Rezept: Du gießt ganz einfach alle Öle in eine Glasflasche und schüttelst gut, bis sich alles vermischt hat, und das war's auch schon.

Benutze dieses Körperöl nach einer erfrischenden Dusche und voilà – weg ist der Kater!

UNSERE ZUTATEN UND IHRE VERSTECKTEN SUPERKRÄFTE

Ätherisches Eukalyptusöl ist anregend und reinigend. Ätherisches Pfefferminzöl fördert die Verdauung, verbessert die Konzentration, verleiht Energie, senkt Fieber und vertreibt Kopf - und Muskelschmerzen. Ätherisches Lavendelöl wirkt entzündungshemmend, krampflösend, antibakteriell, antiviral und hautberuhigend. Teebaumöl schlägt schlechte Gerüche in die Flucht und kann unterstützend auf das Immunsystem wirken. Ätherisches Geranienöl wirkt unterstützend auf die Gesundheit der Haut und revitalisiert das Körpergewebe. Jojobaöl enthält Antioxidantien und Vitamin E, wirkt entzündungshemmend, antibakteriell und desinfiziert. Mandelöl enthält Fettsäuren, Mineralien und Vitamine. Es wirkt reizlindernd, entzündungshemmend und feuchtigkeitsspendend.

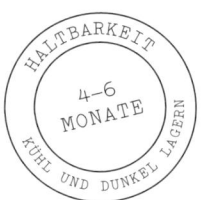

HALTBARKEIT
4–6 MONATE
KÜHL UND DUNKEL LAGERN

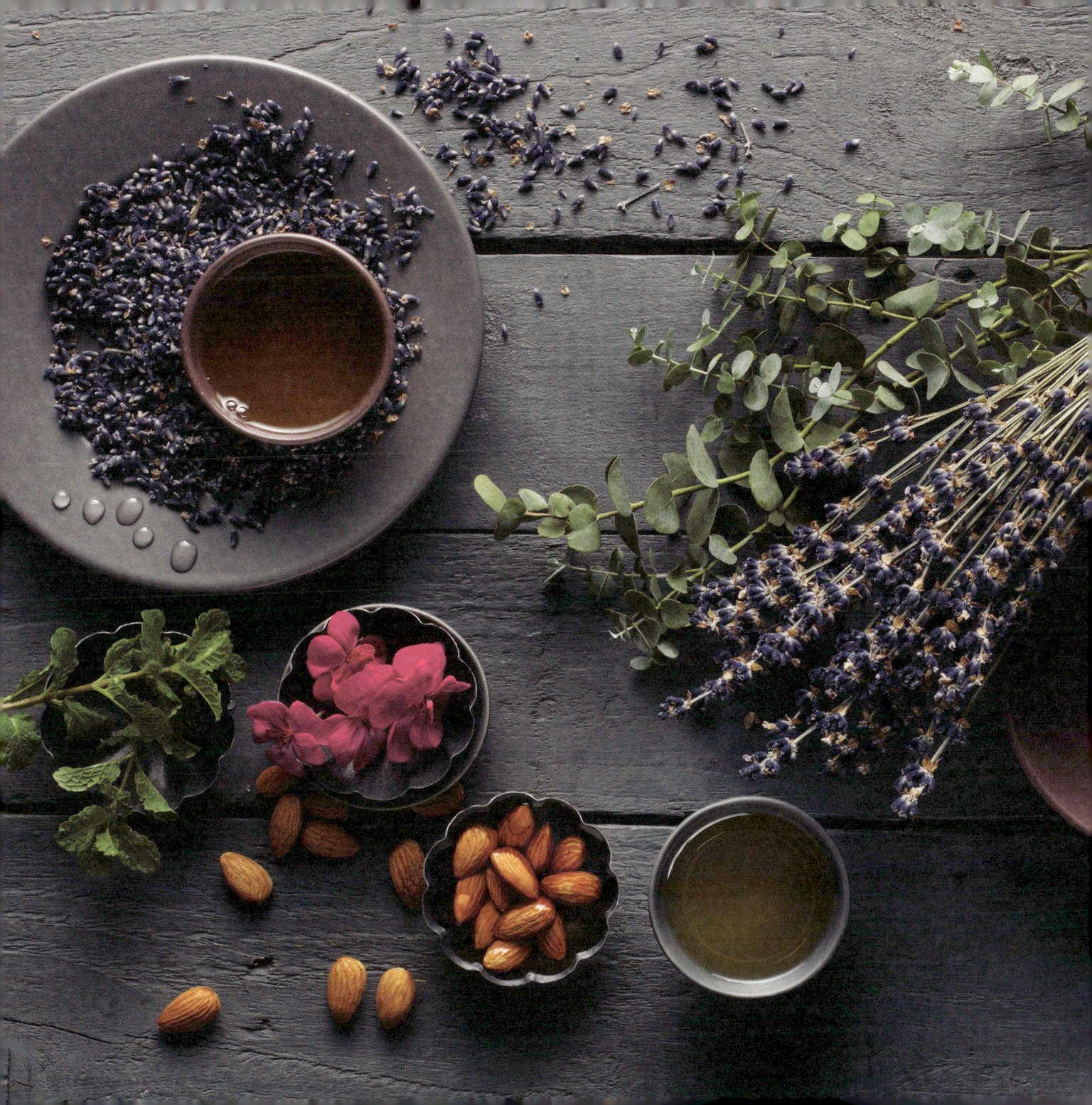

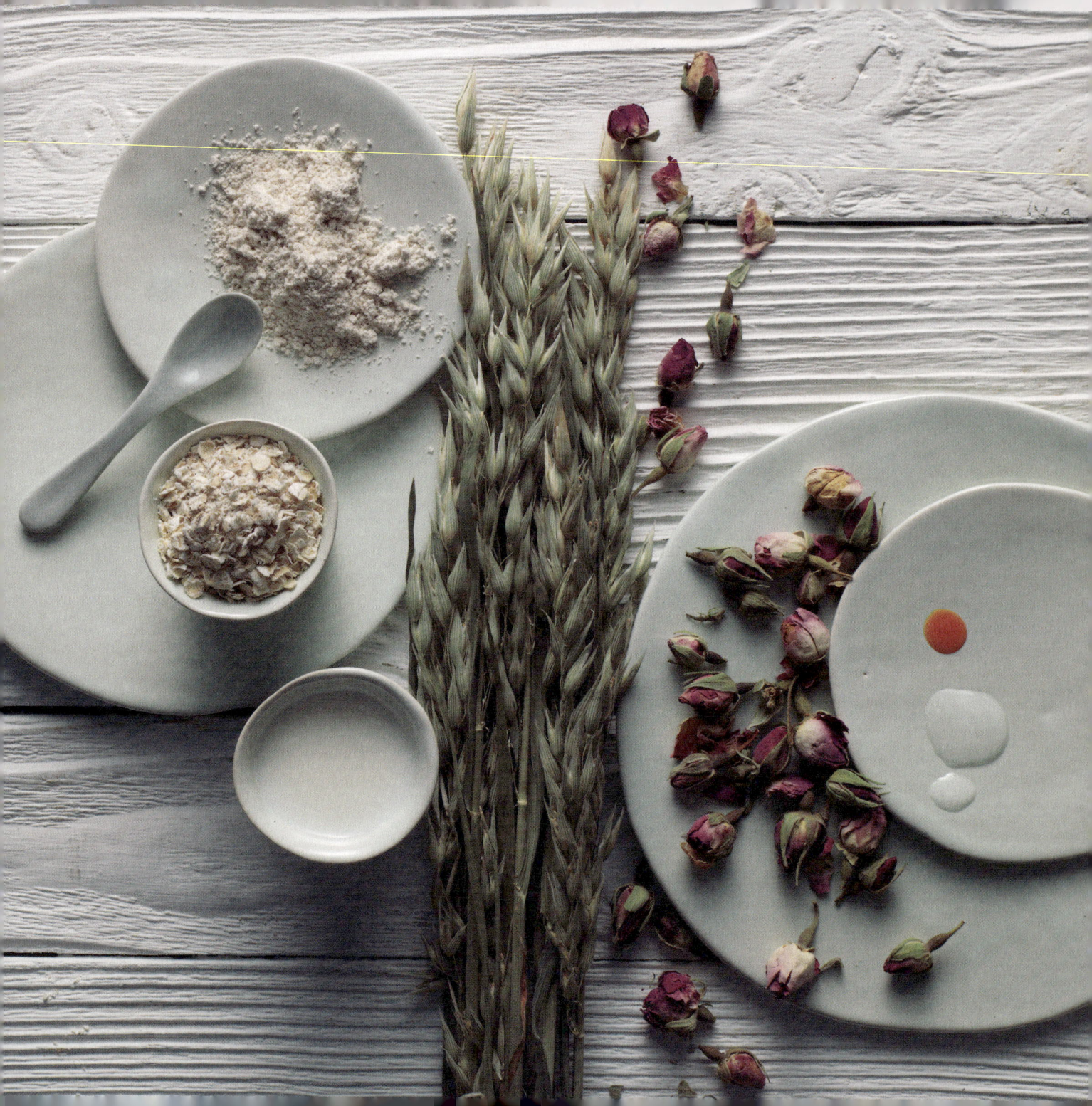

KAISERLICH VERJÜNGENDE HAFERMASKE

Vor beinahe 150 Jahren hatte die österreichische Kaiserin Sisi folgendes Schönheitsritual: nach dem Aufstehen um sechs Uhr ein kaltes Bad, gefolgt von einer Ganzkörpermassage, anschließend ein Pflegeprogramm mit Cremes für Körper, Gesicht und Haare und dann zum krönenden Abschluss Jogging und Gymnastik. Sisi war bekannt dafür, dass sie mehr Nahrung auf ihrem Körper verteilte, als sie zu sich nahm.

Dieses Rezept für eine verschönernde Gesichtsmaske ist ganz einfach. Man bereitet einfach einen Haferbrei zu und fügt dann noch ätherisches Rosenöl oder Rosenwasser hinzu – und das war's schon. Frühstück und Schönheit auf einen Streich: Einfacher geht's nicht.

– KARIN

MAN NEHME

1 EL Haferflocken

2 EL warme Milch (wahlweise auch Wasser, Mandel- oder Sojamilch)

2 TL Rosenwasser oder 2 Tropfen ätherisches Rosenöl

LOS GEHT'S

Zuerst vermischst Du die Haferflocken oder das Hafermehl mit der warmen Milch. Nun rührst Du 4-5 Minuten um, bis eine dickflüssige Paste entsteht, und dann gibst Du langsam das Rosenwasser oder das ätherische Rosenöl dazu.

Gleichmäßig aufs Gesicht verteilen, bis zu 30 Minuten einwirken lassen und dann mit lauwarmem Wasser abspülen.

UNSERE ZUTATEN UND IHRE VERSTECKTEN SUPERKRÄFTE

Haferflocken haben entzündungshemmende und entgiftende Eigenschaften, regen die Wundheilung an und wirken beruhigend und heilend auf die Haut, wobei Milch pflegt, Feuchtigkeit spendet und ebenfalls beruhigt. Rosenwasser und ätherisches Damascena-Rosenöl wirken antibakteriell, antiviral und haben zellerneuernde und wundheilende Eigenschaften.

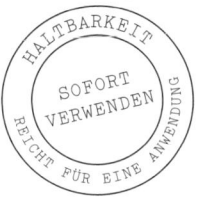

HALTBARKEIT
SOFORT VERWENDEN
REICHT FÜR EINE ANWENDUNG

ENTGIFTENDE MATCHATEE-GESICHTS-MASKE

MAN NEHME

1 TL Matchateepulver

1 TL Joghurt

Nein, dies ist kein Dessert. Und mit dieser wunderbar grünen Paste auf dem Gesicht siehst Du nur zeitweise aus wie eine böse Hexe. Sobald Deine Haut die Nährstoffe aufgenommen hat, wirst Du Dich erfrischt und wunderschön fühlen! Viel Spaß!

–KARIN

LOS GEHT'S

Gib das Matchateepulver in eine Schüssel und rühr dann den Joghurt ein, um eine glatte, geschmeidige Paste herzustellen.

Trage die Maske auf das gereinigte Gesicht auf und entspanne Dich 15 Minuten. Nimm dann mit lauwarmem Wasser die Maske ab und erfreue Dich an Deiner gesunden und erfrischten Haut!

UNSERE ZUTATEN UND IHRE VERSTECKTEN SUPERKRÄFTE

Matchatee enthält sehr viele Vitamine, Antioxidantien, Polyphenole, Flavonoide und Mineralien. Er wirkt entzündungshemmend, antibakteriell und befreit die Haut von Unreinheiten. Joghurt spendet Feuchtigkeit und pflegt.

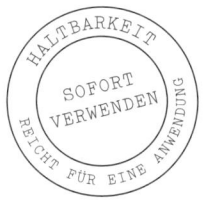

HALTBARKEIT
SOFORT VERWENDEN
REICHT FÜR EINE ANWENDUNG

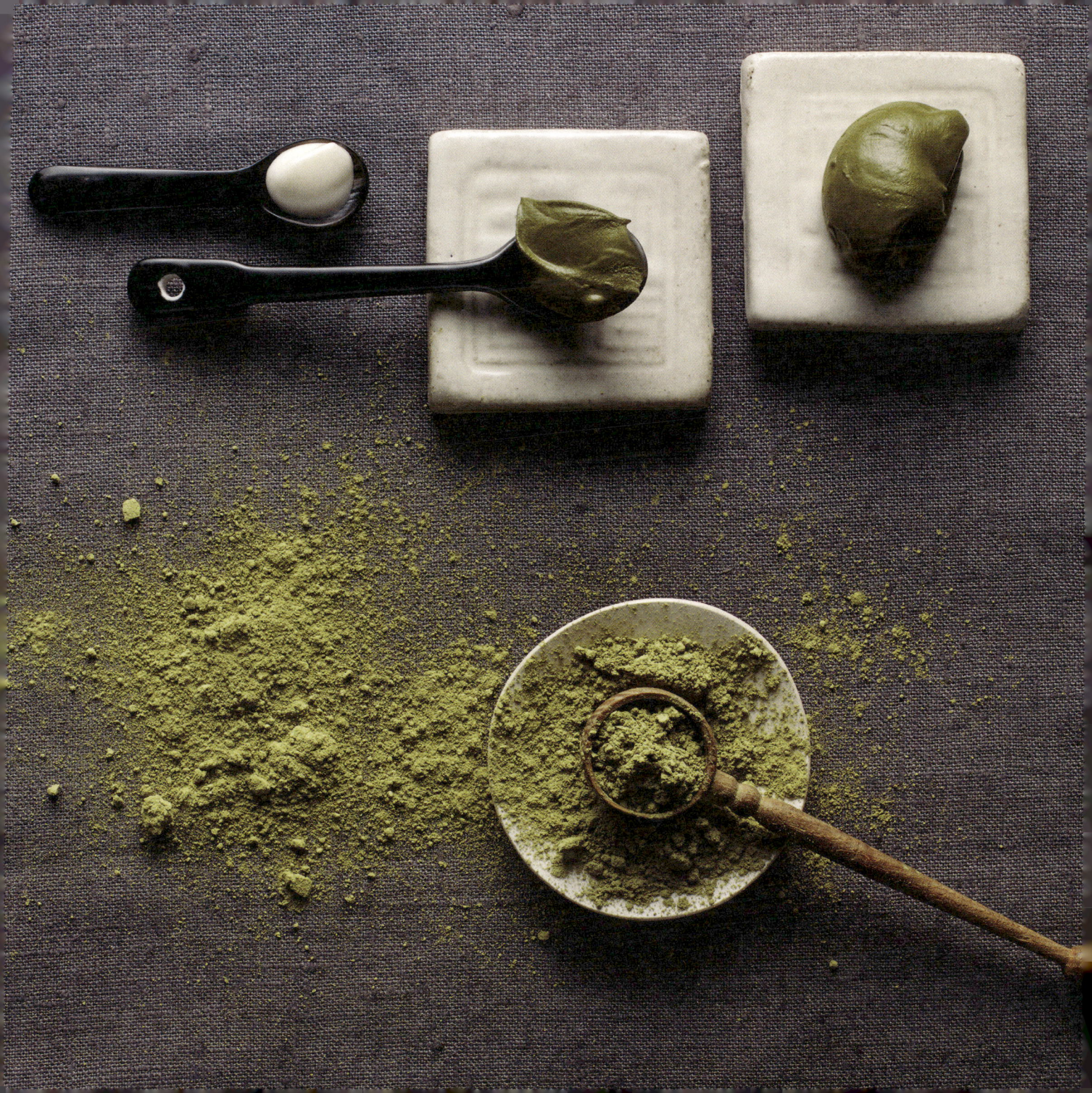

DIE WICHTIGSTEN ZUTATEN

Eine kleine Zusammenstellung der Zutaten und ihrer Superkräfte

Aloe Vera: entzündungshemmend, antibakteriell, antiviral, feuchtigkeitsspendend und zellregenerierend.

Apfelessig, roh: antibakteriell, antimykotisch, klärend und reinigend. Gleicht den pH-Wert der Haut aus.

Arganöl: hochgradig feuchtigkeitsspendend, pflegend, enthält viele Antioxidantien sowie Vitamin A und E. Stimuliert die Zellaktivität und fördert die Durchblutung.

Ätherisches Bergamotteöl: entspannend, antibakteriell, antiviral, krampflösend.

Ätherisches Damascena-Rosenöl: antibakteriell, antiviral, krampflösend, stärkt das Immunsystem, wirkt schmerzlindernd, beruhigend, entspannend, zellregenerierend und hat wundheilende Eigenschaften.

Ätherisches Eukalyptusöl: antibakteriell, antiviral, antimykotisch, belebt und reinigt den Körper.

Ätherisches Geranienöl: entzündungshemmend, antibakteriell, adstringierend, antimykotisch, wundheilend, hält die Haut gesund und ist dafür bekannt, das Körpergewebe zu revitalisieren.

Ätherisches Grapefruitöl: adstringierend, krampflösend, desinfizierend, erfrischend, regt den Stoffwechsel an.

Ätherisches Immortelleöl: desinfizierend, wundheilend, entzündungshemmend, antibakteriell, antiviral, stimuliert die Durchblutung und fördert das Wachstum neuer Zellen.

Ätherisches Karottensamenöl: entzündungshemmend, hauterneuernd und wundheilend.

Ätherisches Mandarinenöl: hebt die Laune, stärkt das Immunsystem und ist krampflösend.

Ätherisches Melissenöl: entzündungshemmend, antiviral, stärkt das Immunsystem, ist krampflösend und schmerzlindernd.

Ätherisches Myrrheöl: antibakteriell, antiviral, adstringierend, entzündungshemmend, hautregenerierend, pflegend, hormonregulierend und wundheilend.

Ätherisches Neroliöl: antibakteriell, antiviral, antimykotisch, krampflösend, wundheilend, lindert Juckreiz und pflegt trockene Haut.

Ätherisches Öl Blaue Kamille: antibakteriell, entzündungshemmend, krampflösend und antimykotisch mit hautberuhigenden und wundheilenden Eigenschaften.

Ätherisches Öl Römische Kamille: entzündungshemmend, krampflösend, wundheilend und hauterneuernd.

Ätherisches Pfefferminzöl: entzündungshemmend, antibakteriell, antiviral, wundheilend, lindert Juckreiz und wirkt stark kühlend, talgregulierend, stimuliert die Durchblutung und wirkt entgiftend.

Ätherisches Rosenöl: antibakteriell, antiviral, krampflösend, entzündungshemmend, schmerzlindernd, hormonregulierend, stärkt das Immunsystem und hat hautregenerierende und wundheilende Eigenschaften.

Ätherisches Rosmarinöl: antibakteriell, antiviral, talgregulierend, stimuliert die Durchblutung und den Stoffwechsel.

Ätherisches Schwarzpfefferöl: antibakteriell, entzündungshemmend, wirkt belebend.

Ätherisches Weihrauchöl: wundheilend, krampflindernd, entzündungshemmend, antibakteriell, antiviral, regt die Durchblutung an und fördert das Zellwachstum.

Ätherisches Zedernholzöl: heilt Wunden und lindert Narbengewebe, regenerierend, schmerzlindernd, antibakteriell, antimykotisch.

Ätherisches Zypressenöl: reinigend, krampflindernd, adstringierend, verbessert die Durchblutung und hilft bei Krampfadern.

Avocadoöl: enthält Proteine und Fette und ist somit ideal für trockene Haut. Es enthält viel Vitamin C, E und K, Magnesium und Kalium.

Banane: reich an feuchtigkeitsspendendem Kalium und Vitamin E, um freie Radikale zu binden.

Bienenwachs: natürlicher Konservierungsstoff und Emulgator, heilsam, feuchtigkeitsspendend, hautschützend.

Birkenblätter: fördern die Durchblutung, lindern Juckreiz und wirken bei Schuppen.

Brennnesseln: tonisierend, antiallergen, pflegend, kräftigend, krampflösend, regen die Durchblutung an, lindern Juckreiz, regen das Haarwachstum an, reinigen das Blut, sind blutbildend, enthalten viel Vitamin C und Eisen.

Eichenrinde: schweißlindernd, antibakteriell, antiviral, entzündungshemmend, adstringierend und Juckreiz lindernd.

Eigelb: enthält viele Proteine, Vitamine und Mineralstoffe.

Feigen: wirken hydratisierend auf die Haut und sind für ihre entgiftende und entzündungshemmende Wirkung bekannt.

Grüner Tee: enthält viele Polyphenole und Katechine, wirkt entzündungshemmend und antibakteriell.

Haferflocken: entzündungshemmend und entgiftend, begünstigen die Wundheilung und haben entgiftende Eigenschaften sowie einen beruhigenden, heilenden Effekt auf die Haut.

Hagebuttenöl: enthält wichtige Fettsäuren und hilft, beschädigtes Hautgewebe zu regenerieren. Es stimuliert die Kollagenproduktion, wirkt talgregulierend, feuchtigkeitsspendend, entzündungshemmend und wundheilend.

Hefe: enthält viele Mineralien, Spurenelemente und Vitamine.

Himbeeren: enthalten starke Antioxidantien und haben entzündungshemmende Eigenschaften.

Honig: stärkt das Immunsystem, vermeidet bakterielles Wachstum und verringert Fieber. Ebenfalls wundheilend, nahrhaft und belebend, jedoch hitzeempfindlich. Verwende den natürlichsten Honig, den Du finden kannst: Roher Honig in Bioqualität eignet sich am besten.

Ingwer: entzündungshemmend, antiviral, desinfizierend, hautregenerierend, stimuliert Immunsystem und Durchblutung.

Jasmin-Absolue: wirkt krampflösend, schmerzlindernd, pflegend, beruhigend und stimmungshebend.

Jojobaöl: reinigt die Poren, ist entzündungshemmend, antibakteriell, wundheilend, wird leicht bis in die tiefsten Hautschichten aufgenommen, ist wasseranziehend und reich an Vitamin E.

Kaffee: verbessert Kreislauf und Durchblutung und ist ein perfektes Körperpeeling.

Kakaobutter: verbessert die Hautelastizität und beschleunigt den Prozess der Kollagenproduktion.

Kakaopulver: antiseptisch, reich an Antioxidantien, reinigt und heilt Hautunreinheiten.

Kamille: desinfiziert und hat entzündungshemmende, antibakterielle und krampflindernde Eigenschaften. Außerdem wirkt sie lindernd auf gereizte und trockene Kopfhaut.

Kaolinpulver: wenn es mit Wasser vermischt wird, absorbiert es überschüssiges Fett und Schmutzpartikel. Es regt die Durchblutung an, ist antibakteriell und entsäuert die Haut. Es ist voller Mineralien und Nährstoffe, die die Haut schützen und versorgen.

Kartoffeln: entzündungshemmend, entgiftend, antiseptisch, haben beruhigende und abschwellende Eigenschaften. Sie enthalten eine Menge Kalium und Vitamin B und C sowie Kalzium und Eisen.

Kokosöl: sehr feuchtigkeitsspendend und pflegend, antibakteriell und entzündungshemmend.

Kurkuma: antibakteriell, entzündungshemmend und wundheilend.

Lavendel: entzündungshemmend, antibakteriell, antiviral, schmerzlindernd, antimykotisch, wundheilend, entspannend und beruhigend.

Mandelöl: enthält Fettsäuren, Mineralien und Vitamine. Es beruhigt Hautreizungen und wirkt entzündungshemmend und feuchtigkeitsspendend.

Matchatee: enthält viele Vitamine, Antioxidantien, Polyphenole, Flavonoide und Mineralien. Er wirkt entzündungshemmend, antibakteriell und beseitigt Unreinheiten.

Meersalz: desinfizierend, voller Mineralien, perfekt als Peelingmaterial geeignet.

Olivenöl: antibakteriell, entzündungshemmend, schützt und pflegt die Haut, enthält Antioxidantien, Mineralien und Vitamine.

Pflanzliches Glycerin: feuchtigkeitsspendender Emulgator.

Rizinusöl: reinigt, klärt, verbessert die Elastizität der Haut und fördert die Kollagenproduktion.

Rosen-Absolue: antibakteriell, antiviral, krampflindernd, schmerzstillend, beruhigend und stimmungsaufhellend.

Salbei: antibakteriell, fungizid, antiviral, wundheilend, schweißhemmend und hautregenerierend.

Sheabutter: entzündungshemmend, wasseranziehend, hochgradig feuchtigkeitsspendend, wundheilend. Unterstützt den Selbstheilungsprozess der Haut. Hilft bei der Behandlung von Ekzemen, Narben und Hautunreinheiten.

Sonnenblumenkerne: voller wichtiger Vitamine, auch Vitamin A, B und E, und wohltuender Fettsäuren.

Tamanuöl: wundheilend, regt die Bildung von neuem Hautgewebe an und hat entzündungshemmende, entgiftende und antibakterielle Eigenschaften. Außerdem reich an Vitamin E.

Teebaumöl: entzündungshemmend, hautregenerierend, schweißhemmend, schmerzlindernd, stimuliert die Durchblutung, wundheilend, lindert Juckreiz und stärkt das Immunsystem.

Thymian: antibakteriell, fungizid, antiviral, wundheilend, schmerzlindernd, regt die Durchblutung an und stärkt das Immunsystem.

Zitrone: antibakteriell, antiviral, reinigend, entzündungshemmend, reich an Vitamin C und Flavonoiden. Der Saft wirkt außerdem als Konservierungsstoff.

GLOSSAR

Absolue: unter Verwendung von Lösungsmitteln aus Pflanzen extrahierte Ölmischung.

Adstringierend: zusammenziehend.

Analgetisch: schmerzlindernd.

Antimikrobiell: zerstört oder hemmt das Wachstum von Mikroorganismen.

Antimykotisch: das Wachstum von Pilzen zerstörend.

Antioxidantien: Substanzen, die das Potential besitzen, oxidativen Schaden an Zellmembranen, der DNA und anderen Zellmakromolekülen zu vermindern, wenn die Aktivität der freien Radikale gegenüber den zelleigenen antioxidativen Abwehrmechanismen überwiegt.

Antispasmodisch: Muskelspasmen lindernd.

Ätherisches Öl: Essenz, die per Destillationstechniken aus Pflanzen extrahiert wird.

Emulgator: Mittel zur Verbindung von Flüssigkeiten, die sich normalerweise nicht verbinden.

Flavonoide: eine Untergruppe der Polyphenole oder sekundären pflanzlichen Nährstoffe, die antiallergene, antioxidative, entzündungshemmende, entgiftende und antimikrobielle Eigenschaften haben.

Katechin: spezifisches Flavonoid, das fungizid, antibakteriell und antikarzinogen wirkt.

Kollagen: fibröses Protein, das in der Haut, den Knochen, Muskeln, Sehnen und anderem Bindegewebe vorkommt.

Polyphenole: sekundäre Metaboliten oder Pflanzenstoffe, wie sie zum Großteil in Pflanzen enthalten sind. Einige wirken antiallergen, entzündungshemmend, antimykotisch, antibakteriell, entgiftend, antimikrobiell und haben antikarzinogene Eigenschaften.

Talg: ein öliges Sekret der Talgdrüsen.

ANWENDUNGS-INDEX

Rezepteinträge *kursiv* geschrieben

INDEX

Rezepteinträge *kursiv* geschrieben

DANKESCHÖN

Wir möchten uns ganz besonders bei unseren Familien und Freunden bedanken, die uns mit zahlreichen Rezepten versorgt haben. Sie haben uns unermüdlich unterstützt, unsere Produkte getestet und bewertet und sie dadurch erst zu denen gemacht, die nun in diesem Buch vorliegen. Tony schulden wir ewigen Dank für seine Unterstützung bei diesem Projekt – alle Rezepte wurden in seinem Studio fotografiert.

Ganz besonderen Dank auch an die wundervollen Teams von Eden Books und Hardie-Grant. An Stephen, Kate und Kajal, die unser Projekt von Anfang an begeistert unterstützt haben. An Laura für all die Vorschläge und Verbesserungen. Und schließlich an Nicky, die es geschafft hat, dieses Buch so wunderschön zu gestalten. Wir sind von dem Endprodukt wirklich begeistert – vielen herzlichen Dank.

ÜBER DIE AUTORINNEN

Karin und Nici wuchsen beide in Österreich auf, begegneten sich allerdings erst in ihrer Wahlheimat London. Wenn die beiden Autorinnen nicht gerade in ihrer Kräuterküche neuen Beautyideen nachgehen, arbeiten sie an verschiedensten Projekten in Fotografie, Werbung und Illustration zusammen.

IMPRESSUM

Karin Berndle & Nici Hofer
Pretty Natural
Naturkosmetik einfach selbst machen
ISBN 978-3-95910-123-3

Eden Books
Ein Verlag der Edel Germany GmbH

Copyright © 2017 der deutschen Ausgabe
Edel Germany GmbH
Neumühlen 17, 22763 Hamburg
www.edenbooks.de | www.facebook.com/EdenBooksBerlin | www.edel.com
1. Auflage 2017

Projektkoordination der deutschen Ausgabe: Nina Schumacher
Übersetzung: Tara Christopeit
Textredaktion: Anne Fröhlich
Umschlagadaption: Kathrin Riechers

Text © Karin Berndl and Nici Hofer
Fotografie © Karin Berndl und Nici Hofer
Layout: Nicky Barneby
Satz der deutschen Ausgabe: Datagrafix GmbH | www.datagrafix.com

Printed in China

Um die kulturelle Vielfalt zu erhalten, gibt es in Deutschland
und in Österreich die gesetzliche Buchpreisbindung. Für
Sie, liebe Leserin und lieber Leser, bedeutet das, dass Ihr
verlagsneues Buch jeweils überall dasselbe kostet, egal, ob Sie
Ihre Bücher gern im Internet, in einer großen Buchhandlung oder
beim kleinen Buchhändler um die Ecke kaufen.